自愈力：
不疲劳的生活法则

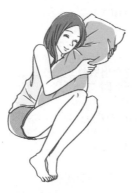

吉林科学技术出版社

图书在版编目（CIP）数据

自愈力：不疲劳的生活法则 / 何银萍编著 . -- 长
春：吉林科学技术出版社，2023.1
ISBN 978-7-5578-9012-4

Ⅰ . ①自… Ⅱ . ①何… Ⅲ . ①家庭保健 Ⅳ .
① R161

中国版本图书馆 CIP 数据核字（2021）第 234889 号

自愈力：不疲劳的生活法则

ZIYULI: BU PILAO DE SHENGHUO FAZE

编　　著	何银萍
出 版 人	宛　霞
责任编辑	孟　盟
封面设计	春浅浅
制　　版	松　雪
幅面尺寸	145 mm×210 mm
开　　本	32
印　　张	6
字　　数	130 千字
页　　数	192
版　　次	2023 年 1 月第 1 版
印　　次	2023 年 1 月第 1 次印刷

出　　版　吉林科学技术出版社
发　　行　吉林科学技术出版社
地　　址　长春市福祉大路 5788 号
邮　　编　130118
发行部电话 / 传真　0431-81629529　81629530　81629531
　　　　　　　　　　81629532　81629533　81629534
储运部电话　0431-86059116
编辑部电话　0431-81629518
印　　刷　永清县晔盛亚胶印有限公司

书　　号　ISBN 978-7-5578-9012-4
定　　价　36.00 元

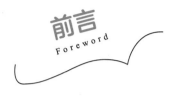

　　疲劳，已是现代都市生活最普遍的现象，而且人们也都不以为意。多数职场人士认为，累些才是正常的、是应该的，毫无疲劳感，那是还不够努力。殊不知长期的疲劳给我们的身体带来的危害是巨大的。

　　疲劳是万病之源。疲劳过度会导致细胞死亡或坏损，而细胞又是人体各个器官的基本单位，所以疲劳很容易导致人体、器官功能衰退或直接造成器官损坏等器质性疾病，如腰膝疼痛、骨质增生。而器官损坏也会产生炎症性疾病，如发热、肿痛。同时，人体疲劳产生的废物，如自由基、有毒分泌物会引发非器质性疾病，如癌症、肿瘤、冠心病、囊肿、皮肤病等。

　　疲劳让衰老提前。衰老的根源在于细胞死亡、自由基增多，从而造成体内环境恶化、器官功能衰退。而过度疲劳就会造成细胞死亡、自由基增多。大量的自由基积聚，引发机体各种生理功能的障碍，促使多种疾病发生甚至病情恶化，导致机体衰老。

　　或许很多人是出于竞争的无奈，只好选择将疲劳进行下去，但在继续忍耐的过程中，要注意身体发出的预警信号，以做及时调整。

　　每周至少要保证体育锻炼的时间，因为最易使人疲惫的莫过于长期不活动。运动能增加心肌收缩能力，增强机体免疫力，提高机体抗病的能力，还可以加快人体的新陈代谢，帮助清除体内的垃圾，推迟神经细胞的衰老，从而起到防癌抗癌的作用。

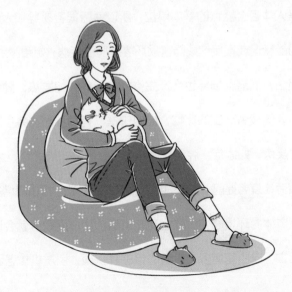

工作一段时间后就要适当休息。因为长期通宵达旦地工作，会使体内产生许多毒素，而且有些毒素会随着血液流向全身。当你感到疲劳时，这其实是身体在向你发出一种信号，它提醒你，你的机体已经超过正常负荷，需要进行调整和休息了。过度疲劳可以导致发病或使本来的病情加重，造成不良后果。所以，避免过度疲劳完全可以预防和减少一些不健康因素。

　　无论是工作中还是生活中都要保持心情舒畅。研究发现，当一个人感到烦恼、苦闷、焦虑的时候，他身体的血压和氧化作用就会降低，而人的心情愉快时，整个新陈代谢就会改善。可见烦闷、焦虑、忧伤也是产生疲劳的内在因素。因此，要防止疲劳，保持充沛的精力，经常保持愉快的心情是很有必要的。

　　预防疲劳，要建立起科学合理的饮食结构。少吃油腻及不易消化的食品，多食新鲜蔬菜和水果，如绿豆芽、菠菜、油菜、橘子、苹果等，及时补充维生素、矿物质及微量元素。

不论体力劳动者还是脑力劳动者，建议每年都要做一次体检。

培养广泛的爱好和兴趣也是缓解疲劳的好方法。广泛的兴趣爱好可让人保持积极向上的生活态度。学会调节生活，多与人沟通交流，开阔视野，增加精神活力，让紧张的神经得到松弛是防止疲劳的精神良药。

本书从健康睡眠、饮食调适、运动健身、心理调控、工作调节等方面，帮助读者调节身体状态，激发身体中的自愈潜能，将疾病的隐患消除在萌芽阶段，从而达到不疲劳的身心状态。

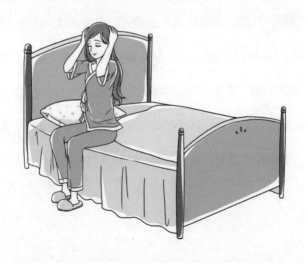

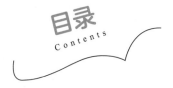

目录
Contents

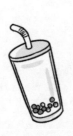

第3章
不疲劳的运动健身　085

第5章
不疲劳的工作调节　　　　　　　　　　　　145

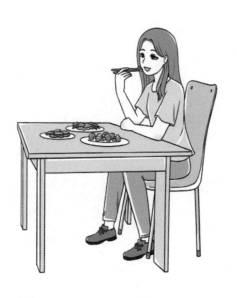

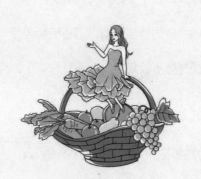

第1章

不疲劳的健康睡眠

你是不是经常失眠、越睡越累？

早上起床之后感觉依旧很疲惫？

让我们通过本章内容，了解一下怎么睡才能消除疲劳，一身轻松吧！

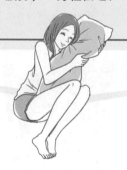

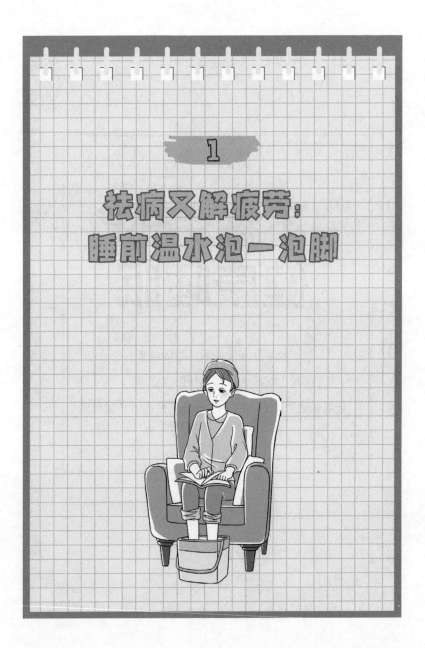

1

祛病又解疲劳:
睡前温水泡一泡脚

温水泡脚可舒筋活络

睡前用温水泡一泡脚，往往会让我们觉得一天的疲劳都得到了缓解。这是因为人的脚掌上密布着许多血管，用热水洗脚能够使脚部毛细血管扩张，血液循环加快，促进脚部血液循环。

脚掌上无数神经末梢与大脑紧密相连，热水有温和的刺激作用，能刺激脚心上的神经，使大脑皮层受到抑制，让人感到脑部舒适轻松。睡前温水泡脚不仅能够加快入睡，加深睡眠，还可以有效地消除一天的疲劳。

泡脚水温要适宜

很多人都知道泡脚很重要，却不知泡脚的水温也有讲究。泡脚的水温应该以40~50℃、脚部感到暖和舒适为宜；水量以淹没脚踝部位为佳；双脚浸泡5~10分钟较为合适。在我们泡脚的时候，可以用手缓慢、连贯、轻松地按摩双脚，先脚背后脚心，直至发热为止。

如果能长期坚持，对神经衰弱引起的头晕、失眠、多梦等有较好的疗效。

小贴士

手脚冰凉的人，可以尝试按摩涌泉穴和气冲穴。

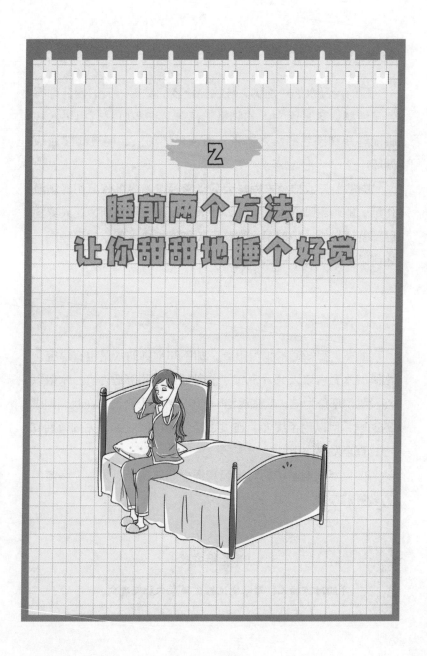

Z

睡前两个方法,
让你甜甜地睡个好觉

睡前梳头可消除大脑疲劳

白天，我们往往都是一早起床就去上班，经过一整天的工作，经常感到身心疲惫。人的头部穴位较多，通过梳理，可起到按摩、刺激的作用，让大脑的疲劳得以消除。

睡觉前，我们不妨用双手手指梳理头发，梳到头皮发红、发热，可疏通头部血流，改善大脑思维和记忆能力，消除大脑疲劳，使人更快进入梦乡。梳头动作可轻慢迟缓一些，双目紧闭，抛开一切心事杂念。做临睡前的头部按摩之后，睡眠的感觉会更好，睡眠的质量会更高。

平稳的情绪容易入睡

睡觉之前，我们有任何情绪的骤然变化，都会让大脑处于一个相对紧张的状态，使我们的睡眠受到影响，睡醒之后就会感到很疲惫。

所以，睡觉前应该尽量保持一个比较平稳、舒缓的状态，让大脑得到放松。睡觉前高度用脑的上网聊天、打游戏之类的娱乐活动，应有所节制。这样，我们就会更容易入睡，睡眠质量也较高。

小贴士

勤梳头能达到延缓衰老的目的。

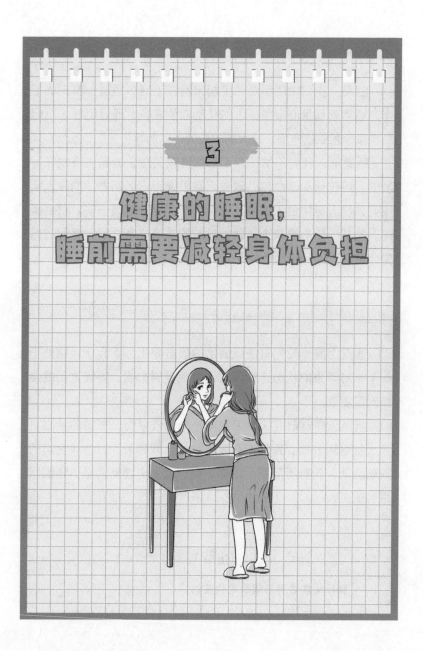

3

健康的睡眠，
睡前需要减轻身体负担

睡前喝酒会增加身体负担

有些人一直觉得，睡觉之前喝点酒，会提高睡眠质量。其实，睡前喝酒会给肝脏增加负担，进而影响胃肠的消化吸收，让它们被迫再次工作，最终只会给身体带来伤害。而且，酒精带来的睡眠只会停留在浅度睡眠阶段，很难进入深度睡眠，大大降低睡眠质量。

人一旦休息不好，就会精神不振，久而久之，对人体会造成诸多危害。如果你想要有一个健康的睡眠，那就不建议你睡前再喝酒啦！

减轻皮肤负担更易于快速入睡

有些女性朋友，尤其是年轻女性，经常睡觉时也不卸妆。带着残妆睡觉，化妆品会堵塞皮肤毛孔，造成汗液分泌障碍，妨碍细胞呼吸。长此以往，会诱发粉刺，损伤容颜。所以，睡觉时给自己的皮肤"减负"很有必要。

及时清除残妆对面部的刺激，让皮肤得到充分呼吸，不仅可保持皮肤润泽，还有助于快速进入梦乡。

小贴士

睡前摘掉饰物也可减轻身体负担，使人更易入眠。

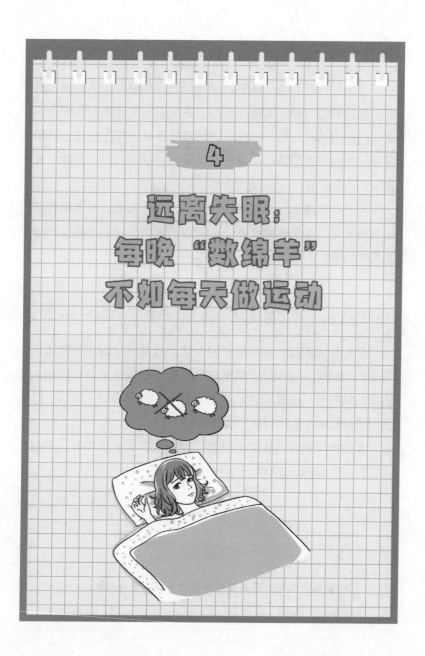

静坐冥想能助眠

很多人失眠，都是因为睡前爱胡思乱想，让自己身心得不到放松，进而更加疲劳。静坐冥想是放松与调理内心的一种很好的方法。

静坐冥想类似于瑜伽中的莲花式打坐。具体方法为盘坐在床上，手心向上放在两腿的膝盖上，保持均匀平稳的呼吸，闭上眼睛集中精神，放松身体，引导情绪，慢慢地进入安静状态。这个动作不仅能够促使人的精神放松，还能平息体内的躁动情绪，让自己更容易入眠。

有氧运动比"数绵羊"更有用

不少容易失眠的女性，都喜欢用"数绵羊"的方法帮助自己入睡，可是效果往往并不尽如人意。因为数绵羊的时候注意力放在了数数上面，精神得不到完全的放松，并且数的时候容易产生期待的心理，与轻松自然的状态恰好相反，不仅不利于入睡，反而可能会越数越精神。

其实，每晚"数绵羊"，倒不如每天做运动。美国的一项新研究显示，坚持有氧运动有助于改善睡眠状况，提高睡眠质量。

小贴士

睡前蹬蹬腿，既可暖足，又能助眠。

走出睡眠的误区

每个人都要睡觉，可是，我们对睡眠有多少正确的认识呢？我们每天的睡眠健康吗？正确理解睡眠，走出睡眠的误区是我们必须学习的第一课。

✖ 误区

睡眠时间越长越好。

⭕ 真相

专家认为，睡眠时间的长短跟健康与否关系并不大，每个人的睡眠时间是不一样的，个体差异很大，睡眠质量比时间更重要，最重要的是保持生活的规律性。

✖ 误区

做梦就表明没有休息好。

⭕ 真相

梦是一种正常的生理现象，每个正常人在睡眠过程中都会做梦，每晚大约做4次梦。如果你第二天精神状态很好，就不能认为前一天晚上没有休息好。

✖ 误区

饮酒可以催眠。

⭕ 真相

　　有许多人认为在睡前喝点酒能很快入睡，专家认为，这种做法是不可取的。在睡眠中，酒中的有害物质在体内积存，会毒害身体，还会伤害视网膜，使身体适应能力下降。

✖ 误区

失眠的时候数羊。

⭕ 真相

　　这只对有些人有效。对有的人来讲，他很关注计数，越数越精神，越数注意力越集中，导致大脑持续处于兴奋状态，其结果是更难入睡。还有的人，在数的过程中可能会忘记自己数到哪了，又从头开始数，结果越数越有精神。

✖ 误区

打鼾对健康无害。

⭕ 真相

　　专家指出，偶尔打鼾且鼾声均匀，对人体的确没有明显的不良影响，但如果在7小时睡眠中，因打鼾引起的呼吸暂停超过30次，每次暂停时间超过10秒，就属于典型的睡眠呼吸暂停疾病，容易诱发高血压、心脏病、糖尿病等20多种并发症。

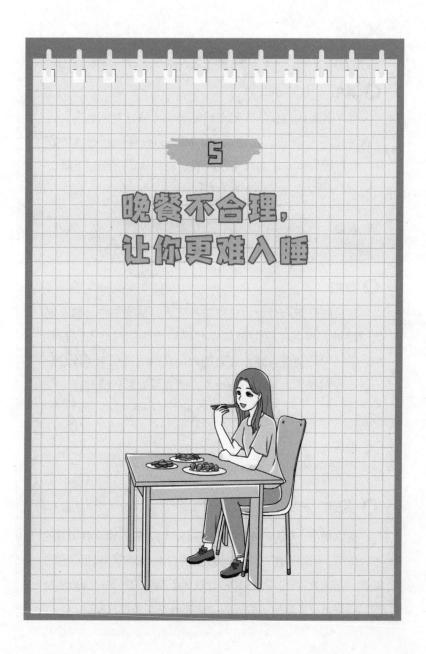

5

晚餐不合理，
让你更难入睡

油腻食物影响睡眠质量

很多职业女性，由于工作节奏太快，白天没有时间好好吃饭，晚上下班后就开始放纵地吃喝。不知不觉中，摄入过量高盐、高糖、高热量的食物，这就会影响胃肠道对食物的消化吸收，进而影响睡眠质量。

如果你晚餐已摄入了大量的油腻食物，可以在进餐后适当活动一下，如散步、干家务活等，促进食物的消化与吸收，也可以把睡眠时间稍推迟一点儿，这样可能会更有利于睡眠。

晚餐过饱不利于入睡

如果晚饭吃得过饱，或者在睡觉前又吃些零食，食物还没有消化就上床睡觉，就会增加胃肠负担，可能会躺在床上辗转反侧，难以入睡。

晚餐不宜吃得过饱，但也不能饥饿。有些人担心吃过晚餐后会影响正常睡眠，就干脆把晚餐省去，这种做法更不可取。不吃晚餐，饿着肚子，岂不更难以入睡。所以，晚餐宜少吃，但不可不吃。

小贴士

晚餐适合安排一些比较清淡的食物。

6

睡前一根香蕉，
既缓解眼疲劳又改善睡眠

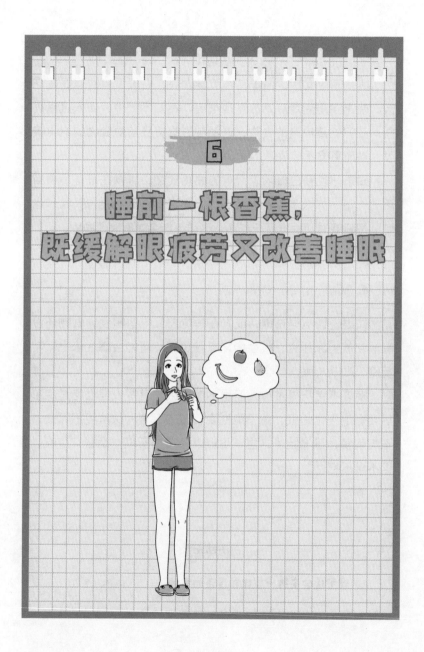

香蕉可以缓解眼睛疲劳

经常用电脑的女性，在一天繁忙的工作之后，常会感到眼干、眼发热、看东西不清楚。如果你也有这种情况，那么就可以在睡前吃一根香蕉。因为香蕉中富含钾，钾可帮助人体排出多余盐分，达到钾、钠平衡，缓解眼睛的不适症状。

此外，香蕉中含有大量β-胡萝卜素。当人体缺乏这种物质时，眼睛就会变得疼痛、干涩、眼球无光、失水少神，多吃香蕉可减轻这些症状，缓解眼睛疲劳，避免眼睛过早衰老。

香蕉是天然的"安眠药"

香蕉能缓和紧绷的肌肉，平稳紧张的情绪，让人获得平静，诱导睡眠激素——血清素和褪黑素的产生。所以，香蕉被称为天然的"安眠药"。如果你有失眠的症状，那么在睡觉前吃一根香蕉，就能有效改善你的睡眠状况。

另外，香蕉能增加白细胞，改善免疫系统功能，还能产生攻击异常细胞的抗癌物质——TNF（肿瘤坏死因子）。香蕉越成熟，其免疫活性越高。

小贴士

苹果和梨这类水果属于碱性食物，能够缓解肌肉疲劳。

自测：你的疲劳程度

亚健康就潜藏在我们身边，等着我们在生活上稍有放纵，它就乘此虚空，安然步入身体殿堂之中作威作福。亚健康初期时，医院设备对它无能为力，这就需要人们对亚健康保持高度警惕，随时自我检测一下，判断自己是否处于亚健康状态，是疲劳还是过劳，由此制定相应的缓解策略。

疲劳自测可以测试自己是否处于疲劳状态。疲劳有体力疲劳、精神疲劳、病态疲劳，还有一种是找不出任何明确原因、不容易恢复过来的慢性疲劳。如果让疲劳继续发展下去，就会导致积劳成疾。

因此，医学专家建议，必须要适当的休息，不要把今天的疲劳带到明天，否则，将意味着你的健康在靠近危险的边缘。

如果一个人长期处于一种慢性疲劳的状态，对人体健康来说是非常有害的。长期的疲劳会破坏人体的免疫力。根据疲劳自测表，测一测自己的疲劳程度吧！

疲劳自测

1. 早晨不能准时起床。

2. 腿脚麻木，走路抬不起腿。

3. 对社交活动缺乏兴趣，尤其不愿见陌生人。

4. 懒得讲话，说话声音细，自觉有气无力。

5. 贪坐，且时常走神、发愣。

6. 说话、写文章经常出错。

7. 记忆力下降，想不起朋友的嘱咐或者忘掉前几小时发生的事情。

8. 提不起精神，想用茶或者咖啡提神。

9. 口苦、无味、食欲差、感觉饭菜没有滋味，总想在饭菜中加些刺激性调料。

10. 突然过分嗜好吸烟、饮酒。

11. 耳鸣、头昏、目眩、眼前冒金星、烦躁、易怒。

12. 眼睛发沉、哈欠不断。

13. 下肢沉重，休息时总想把脚架在桌上。

14. 入睡困难，思维混乱，易醒多梦。

15. 打盹不止，四肢像抽筋一般。

如果以上情况出现 2~4 种，说明轻微疲劳；有 5 种以上是重度疲劳，也许还潜伏着疾病。分级疲劳提示好比足球场上的示牌警告，当出示黄牌乃至红牌时，你就要警惕了，这就是警告你，该好好休息了。

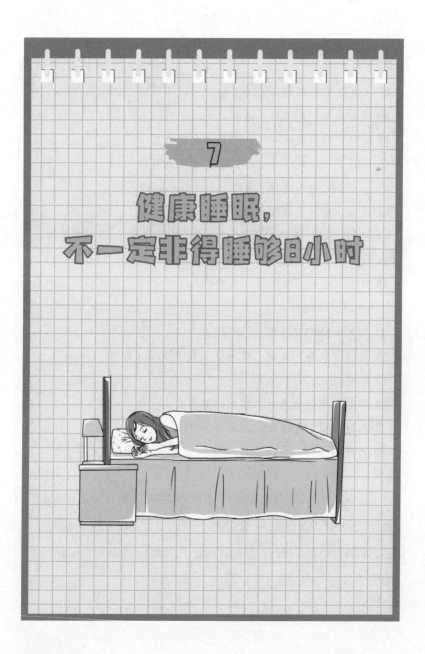

7

健康睡眠，
不一定非得睡够8小时

睡觉时间长不代表休息得好

很多人都认为每天晚上睡够8小时才是正确的，不足8小时，就代表休息不充分，还觉得睡觉时间越长就说明休息得越好。

其实不然，睡眠时间过长，身体会长时间处于一种无活动状态，全身的肌肉张力会减退，心脏收缩力量也会下降，生理负担相应加重。

有研究表明，我们每天的睡眠时间不少于6小时即可，这样工作和学习都不会受到影响。

睡眠重在质量

马克·里伯尼斯博士认为，睡眠质量比睡眠时间长度更重要。如果你需要闹钟才能起床、每天白天都需要打个盹儿、看书或看电影时会睡着或打瞌睡，都表明你没有高质量的睡眠。这时，你可以选择沉思、做瑜伽等帮助入睡。同时，睡眠环境要保持黑暗而安静。

我们平时要认真感觉自己的身体状况，当身体发出需要休息的信号时，一定要上床睡觉。

小贴士

猕猴桃有提高睡眠质量的作用。

周末也要早睡早起，
赖床会让肥胖找上你

睡眠时间过长易发胖

有很多女性朋友，每个工作日都要早起去上班，一到周末就喜欢睡懒觉，结果起床之后发现更累了。生理学家发现，人在睡眠时呼吸变慢，血液中二氧化碳含量增多。如果每天睡上十几个小时，血液中积蓄的二氧化碳就会变成人体内的麻醉剂，使人昏昏沉沉。

睡眠时间过长，还会使人的大脑皮层因为抑制过久而降低兴奋性，导致反应迟钝、记忆力下降。此外，由于睡眠时基础代谢降低，多余的热量会转变成脂肪蓄积在体内，从而导致人体发胖。

赖床会增加疲惫感

很多人虽然能一早就醒来，但是却一直赖在床上。运动学专家做过对比，起床晚的人，肌肉张力要低于起床早的人。因为我们经过一夜的休息，早晨肌肉和骨关节通常变得较为松弛。赖床的人，因肌肉组织错过了活动良机，起床后时常会感到肢体无力，非常疲惫。如果我们醒后立即起床活动，一方面可使肌肉组织张力提高，另一方面能将夜晚堆积在肌肉中的代谢产物排出，有利于肌肉纤维增粗变韧。

小贴士

养成早睡早起的好习惯，让你的生活更健康！

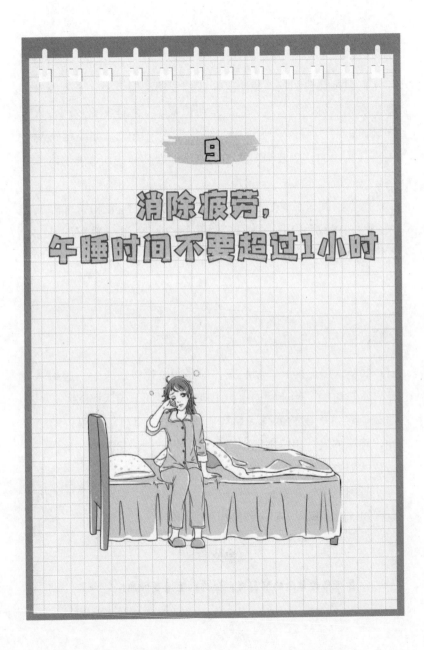

9

消除疲劳，
午睡时间不要超过1小时

午睡片刻有奇效

社会竞争激烈，生活节奏加快，使得很多人埋头工作，无暇顾及午休。

其实，经过了一个上午的工作和学习，人体能量消耗较多，午饭后小睡一会儿能够有效补偿人体脑力、体力方面的消耗，对于健康是大有裨益的。

午睡可使大脑和身体各系统都得到放松和休息，可提高机体的免疫功能，增强机体的抗病能力。

午睡不超1小时为宜

午睡固然可以帮助人们补充睡眠，使身体得到充分的休息，增强体力，消除疲劳，提高午后的工作效率，但午睡也需要讲究科学的方法，否则可能会适得其反。

午睡时间过长（90～120分钟），反不如时间短（40～60分钟）醒来后精神状态好。

因此，午睡时间不宜过长，以1小时以内为宜，这样既有助于机体疲劳状态的消除，又可避免出现"越睡越困"的现象。

小贴士

经常失眠者就不要午睡啦！

10

熬夜一族患胃病，
元凶也许是睡眠不足

睡眠不足会导致胃病

经常上夜班、彻夜狂欢、长途旅行和熬夜学习的人，通常会因为睡眠不足而导致胃病。因为人体的胃和小肠在晚上会产生一种有修复作用的TFF2（三叶因子2）。TFF2含量会伴随生物钟节奏而自动调整，一般在下午和傍晚降到最低，待夜晚睡眠时达到最高，在睡眠过程中，TFF2的水平会增加340倍左右。

TFF2有助于修复胃和小肠的损伤。睡眠不足可使这种化学物质减少，从而影响人体对胃的正常修复作用，增加患胃溃疡的概率。

熬夜养胃佳品——小米

如果你经常熬夜，而且胃也不好，那么你可以尝试一下在饮食中增加小米。小米含有多种维生素、氨基酸、脂肪和碳水化合物，营养价值较高。一般粮食中不含有胡萝卜素，而小米每100克中胡萝卜素含量达1.2微克，维生素B_1的含量位居所有粮食之首。小米味甘、咸，有清热解渴、健胃除湿、和胃安眠等功效，因此，对于经常熬夜、胃不好的人来说，可以说是最理想不过的滋补品。

小贴士

胃不好的人要保持良好的生活习惯，规律的作息。

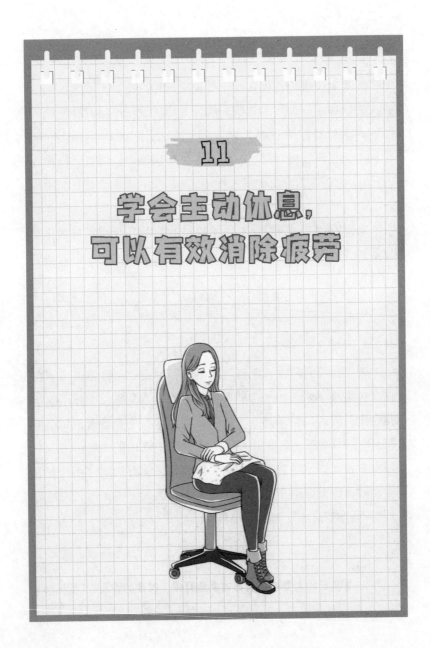

11

学会主动休息，
可以有效消除疲劳

主动休息有助于消除疲劳

有些经常加班又不得不早起的女性，经常会因为睡眠不足而感到疲劳。其实，当你感到疲劳的时候，身体内产生的代谢废物乳酸、二氧化碳、水分等，已经积蓄较多，短时间体内不能完全消除这些代谢产物；相反，在没有感到累时便主动休息，体内积蓄的代谢废物较少，稍事休息便可消除疲劳，甚至可以避免疲劳的发生。

另外，主动休息不但能保持旺盛的工作精力，提高办事效率，而且可以提高生活质量和健康水平。

适当的小睡作用大

如果前一天晚上睡眠不足，那么第二天就可以主动抽时间小睡一会儿。所谓的小睡指的是时间在3~30分钟的浅睡眠。闭目养神3分钟以上，也可以视为小睡，这意味着眼睛的休息和大脑的休息之间存在一定关系。在一天的活动中积累下来的许多导致疲劳的物质，在睡眠期间能够进行分解。同时，身体的各器官也能得到休息。睡眠期间，大脑自动筛选、区分有用和无用的信息。短时间的小睡也能起到这些作用。

小贴士

如果眼睛觉得疲劳，就说明大脑需要休息。

12

警惕睡眠"杀手"，
居室环境很重要

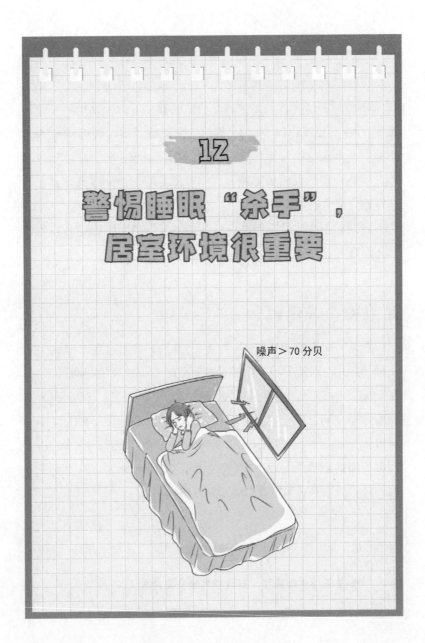

噪声＞70分贝

噪声是睡眠的"杀手"

安静无噪声的环境使人平静松弛，容易入睡；相反，喧闹嘈杂、噪声干扰的环境，会令人难以入睡。实验证明，噪声超过35分贝时就会令人难以入睡，40分贝的噪声能惊醒5％睡着的人，70分贝的噪声能惊醒30％熟睡者。长期受噪声干扰的人甚至会出现"噪声烦恼症"，造成情绪不佳而失眠。因此，室内最好选用木质家具，因木材纤维有多孔特性，能吸收噪声。

卧室通风利睡眠

清新的空气，既有助于入眠，又能改善睡眠质量。其实想保持卧室空气的清新并不难做到。在入睡前半小时，只要把窗户打开就能使室外的新鲜空气与室内的污浊空气进行充分的交换，创造良好的空气环境，让我们更好地进入睡眠。

睡眠中的大脑也需要大量氧气去进行生理活动，这时提供更多的新鲜空气，能充分迎合大脑的需要，发挥睡眠的最大效能，进而改善睡眠质量。在冬天，女性朋友应注意勤开窗户，并盖好被褥，不要让冷风直接吹到身上。

小贴士

若无法改善噪声干扰，一副舒适的耳塞也有助于睡眠。

卧室保健操，
伸展腰背缓疲劳

腰肌和背肌的劳损是每个上班族都可能面对的。除了在工作时注意姿势并时常起身伸展一下外，你家的卧室也可以变成"健身房"。别只躺着啦，锻炼一下吧。

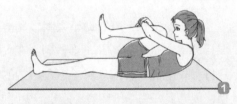

第1式

躺在床上，双手抱住右腿，将右膝盖往胸部方向靠近，头往右膝盖靠近，停5秒，换另一侧，重复10次。躺在床上，双手抱住双腿，将膝盖往胸部方向靠近，头往膝盖靠近，停5秒，重复5次。

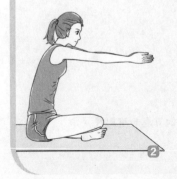

第2式

盘坐，身体前倾，上臂往前伸展，直到感觉拉到背部的肌肉，停5秒。回复坐姿前，可先将手肘放在膝盖上，再慢慢将身体撑起，重复5次。

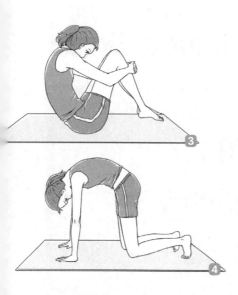

第**3**式

坐姿，两腿弯曲抱在胸前，下巴弯向胸部，再缓缓向后躺，前后滚动，放松，重复5次。

第**4**式

双腿跪在地板上，双手撑地，往胸部收紧下巴，使背部弓起，停5秒，放松，重复10次。

第**5**式

平躺在床上，使背部平贴在床面上，两腿靠拢，将膝盖转向右侧，停5秒，再将膝盖转向左侧，停5秒，放松，重复10次。

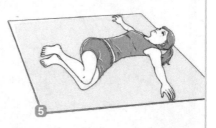

第**6**式

平躺在床上，以双手支撑着腰部，慢慢将腿带过头部，直到感觉拉到腰部为止，放松，重复5次。

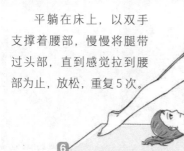

小贴士：

做完上述保健操后，喝1杯凉开水，你会感到浑身舒服，一天的疲劳顿时消除。

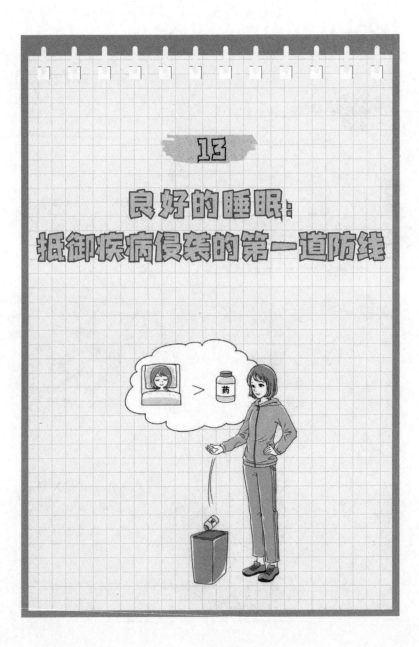

睡眠不足易引起疾病

现代社会，疲劳症的发生率非常高，大多与睡眠不足有关，疲劳与睡眠不足互为因果。据相关资料显示，成年人中有一半的人存在不同程度的睡眠障碍，其中有20%左右为慢性失眠或严重失眠，这种状况对人的健康威胁极大。很多女性为了身体健康只注意饮食和运动，却忽略了睡眠这个重要因素。

女性如果睡眠不足或经常失眠，就会削弱机体抗御病原体的能力，造成神经系统过度疲劳，严重者还会影响到心血管系统、呼吸系统、消化系统的功能，进而导致器质性病变。

睡眠是天然的补药

人的一生有1/3的时间是在睡眠中度过，睡眠是人体的生理需要，也是维持身体健康的重要手段。睡眠不足会使血液中有保护作用的细胞减少，这样就增加了患各种疾病的可能。睡眠充足能够促进人体的生长发育，保护大脑正常运行，消除疲劳，使身体各部分得到休整，增强免疫功能，提高对疾病的抵抗力。有谚语称"睡眠是天然的补药"，所以睡眠不只是人体基本的生理需要，也是恢复能量、整理记忆的重要环节，更是拥有健康体魄必不可少的成分。

小贴士

闭口夜卧是保养元气的最好办法。

14

戒掉两个小习惯，助你摆脱失眠

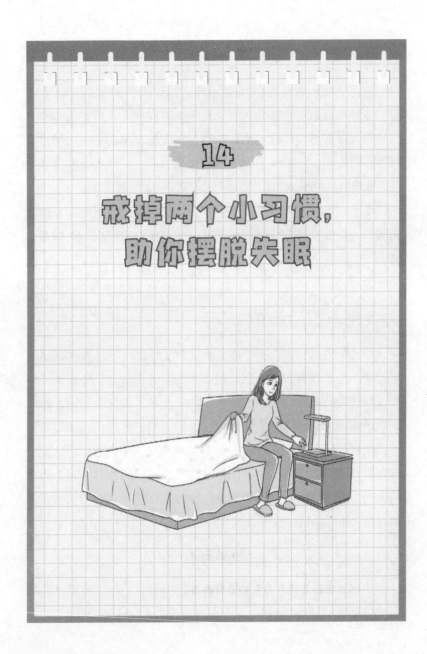

戒掉开灯睡觉的习惯

　　有很多胆子比较小的女性，喜欢晚上开着灯睡觉。其实这是不利于睡眠的。夜间，当人体进入睡眠状态时，松果体会分泌大量的褪黑激素。褪黑激素的分泌，可以抑制人体交感神经的兴奋性，改善睡眠质量。但是，松果体有一个最大的特点，只要眼球一见到光源，褪黑激素就会被抑制闸令停止分泌。一旦灯光大开，褪黑激素的分泌就会受到影响，进而影响睡眠质量。为了保证睡眠质量，夜间睡觉一定要记得关灯。

戒掉睡前玩手机的习惯

　　手机已经逐渐成为我们生活中不可或缺的部分。有很多人喜欢在睡前用手机看电视剧、短视频，刷微博、朋友圈，玩游戏……往往一拿起手机就难放下。明明自己很困，但是仍被手机吸引，不愿意睡觉。这就很容易错过最佳的睡眠时间，也会让大脑变得更加兴奋。

　　另外，如果玩手机的时间持续超过一个小时，不仅容易引起视疲劳，还会因为大脑需要不停地工作，不断接收外界信息，从而屏蔽记忆，使记性变差。所以，睡前远离手机吧！

小贴士

手机充电时的辐射数十倍于平时，会对人体造成损伤。

自测：
你是否有"手机依赖症"

　　手机作为一种现代化的通信工具，由于它的方便快捷，越来越受到人们的青睐，随着"手机一族"队伍的不断壮大，一种由于对手机过分依赖而形成的现代心理疾病——手机依赖症也悄然现身了。

　　经常使用手机的你是不是也担心自己得了"手机依赖症"了？那就做个小测试吧！如果下列问题有一半以上的回答是肯定的，那么你很可能已经患上了"手机依赖症"，一定要小心对待。

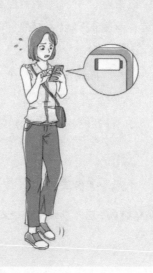

"手机依赖症"测试问卷

☐ 你总是把手机放在身上，如果没带就会感到心烦意乱，无法做其他事情。

☐ 当一段时间手机铃声不响，你会感到不适应，并下意识地看一下手机是否有未接电话。

☐ 你总有"我的手机铃声响了"的幻觉，甚至经常把别人的手机铃声，当作自己的手机在响。

☐ 接听电话时你经常觉得耳旁有手机的辐射波环绕。

☐ 你经常下意识地找手机，不时拿出手机看看。

☐ 你经常害怕手机自动关机。

☐ 你晚上睡觉也开着手机。

☐ 当手机连不上线、收不到信号时，你会产生焦虑和无力感，而且脾气也变得暴躁起来。

☐ 最近经常有手脚发麻、心悸、头晕、冒汗、肠胃功能失调等症状出现。

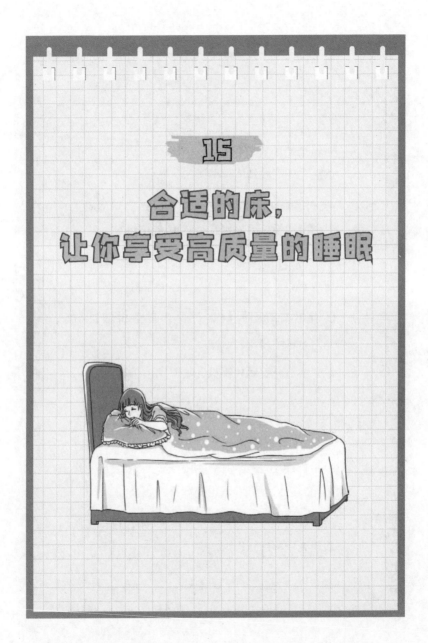

15

合适的床，
让你享受高质量的睡眠

床的长度和宽度很重要

床的好坏影响着人的睡眠，你知道什么样的床才是最合适的吗？其实，床有一定的长度和宽度，就寝者才能翻转伸缩自如，有利于筋骨舒展、血液循环和疲劳解除。

有关研究表明，床的适宜高度为40～50厘米，大概在正常成年人膝盖稍上方，这样，人就寝时上下床就比较方便。床的长度为200厘米，宽窄则单人床为90～100厘米，双人床为150厘米左右。大家可根据个人需要改变尺寸，但改变的适宜范围是，床的长度一定要超过就寝者身高20～30厘米，宽度要比就寝者宽30～40厘米。

床的软硬要适宜

床的软硬程度对人的睡眠影响也很大。过硬的床不适合人体生理曲线的需要，易对肌肉和脊柱带来负担和损害，另外，过硬的床睡着不舒服，频繁地翻身影响睡眠的质量；太软的床影响脊柱及四肢关节、骨骼的正常功能。比较适宜的床以平板为宜，上面再铺一个10厘米厚的棉垫，这样对人体有利，还可以改善睡眠质量。

小贴士

床头不宜设在卧室门或窗的通风处。

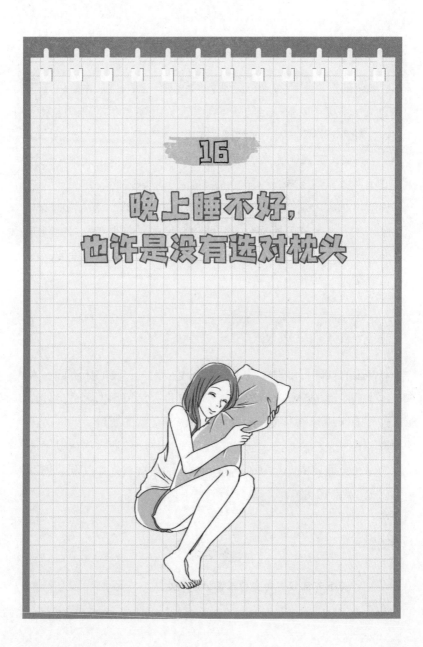

16

晚上睡不好，
也许是没有选对枕头

选不对枕头会让睡眠质量越来越差

晚上翻来覆去睡不着，第二天早上起床之后头昏脑涨、颈椎疼，这很可能是因为你没有选对枕头。枕头过高，会造成肢体麻木、疼痛；枕头过低，会导致头晕发涨、颜面水肿。不合适的枕头，只会让你越睡越疲惫，睡眠质量越来越差。

一般而言，枕头的高度以躺卧时头与躯干保持水平为宜，也就是习惯仰卧的人，枕高一拳；习惯侧睡的人，枕高应与自己一侧的肩宽高度一致。

选对枕头有助于睡眠

市面上在售的枕头品种繁多，但是如果你想找一个真正适合自己的枕头却也不是件容易的事。如果仅凭自己的喜好去选枕头，可能会一时舒服，但是对睡眠不一定有好处，更甚者会危害身体健康。

我们买枕头时，应该选稍长一些的，可以让人睡觉时自由辗转，保证睡眠姿势舒展和气血流通。枕芯的选择，以质地柔软、通气性能好为准，多选择荞麦皮、木棉、羽毛片等。选对枕头，才能有利于自己的睡眠。

小贴士

枕头里加些菖蒲、侧柏叶，对于健忘、失眠可有改善。

17

你知道吗?
最好的睡眠姿势是右侧卧

姿势不对影响睡眠

你平时睡觉习惯用什么姿势？仰卧、俯卧还是侧卧？据统计，人类睡眠时仰卧的约占60%，侧卧的占35%，俯卧的只占5%。一般认为，睡眠时俯卧、仰卧、左侧卧均不适宜。

因为俯卧时整个身体上半部的重量都压在胸部，以至于不能自由呼吸；仰卧时手易放在胸前压住心脏部，往往导致梦魇，且仰卧时舌根往后附缩，容易引起呼吸不畅而发出鼾声；左侧卧时心尖部易受压，如耳贴枕上会听到心跳声音，影响入睡。

右侧卧宜消除人的疲劳

研究表明，右侧卧时，可让全身肌肉最大限度放松，血液通畅，全身自然放松，呼吸通畅，而且能使心脏、肺脏和胃肠的生理活动降到最低。心脏不受压迫，肺能自由呼吸，以确保全身在睡眠状态下所需要的氧气，大脑亦因此而得到充分的休息，容易达到消除疲劳的目的。所以，最好的睡觉姿势应该是向右侧卧，微曲双腿。

小贴士

哮喘病发作时不能平躺，宜半卧位，以减轻呼吸困难。

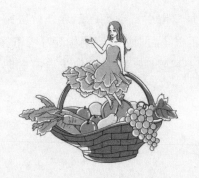

第 2 章

不疲劳的饮食调适

为什么你饭后仍然感觉疲乏?

怎么吃才能合理又健康?

通过本章内容,我们一起来调节自己的饮食习惯,远离疲劳吧!

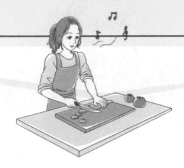

1

早上7点半，
起来吃早餐吧

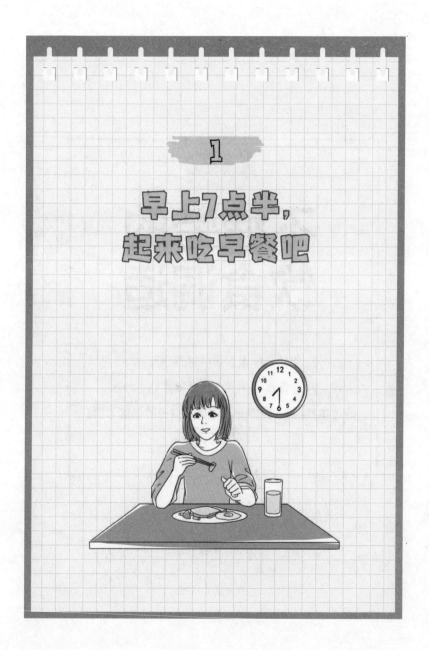

长期不吃早餐容易低血糖

现在很多人，尤其是年轻女性，早上没有吃早餐的习惯。这是非常不健康的做法。早餐可以提供全天30％的能量和营养，是睡了一晚后吃的第一顿饭，是其他餐次无法补回来的。

当人睡了一晚之后，会耗掉体内的很多营养，血糖浓度偏低，不吃早餐，就不能及时提高血糖浓度。接着便出现浑身乏力、头晕心慌、精神恍惚等不良反应。长期不吃早餐的人身体会受到相当大的损害，会造成低血糖。

7点半吃早餐益处多多

现代生活节奏快、工作繁忙，很多人很晚才吃上晚饭。由于晚餐吃得过晚，人在睡眠时，虽然多数器官都得到了休息，但消化器官仍处于繁忙的工作中，吸收消化存留在肠胃中的晚餐，到凌晨时才得以休息。

快节奏的生活使得人们第二天又不得不早起，提早吃早餐。然而一旦吃早餐太早，势必会干扰肠胃的休息，使消化系统长期处于疲劳应战的状态，肠胃的蠕动节奏因此被扰乱。因此在7点左右起床，20～30分钟后吃早餐是比较合适的。

小贴士

早餐和午餐以间隔 4～5 小时为宜。

2

下午工作总犯困，
可能是午餐吃得太饱

午餐吃得过饱影响下午工作

在巨大的工作压力下，上班族很容易产生疲劳，有时为了赶时间，早餐吃不好或者不吃。到了午餐时，就加倍进食，极易导致吃得过饱。美国费城宾夕法尼亚大学护理学校的一项研究结果表明，午餐吃得过饱，会使体内各脏器负担加重，久而久之容易引发各种疾病。午餐吃得过饱，脑部的氧和血液会转移到消化道去，从而使人倍感疲劳、昏昏欲睡，给下午的工作带来不利影响。

午餐吃得健康易消困倦

午餐很难吃得更健康，和客观条件的限制有一定关系，但也并非绝对办不到。专家建议，吃午餐时有意识地选择食物的种类，可以起到营养平衡的作用：（1）选择不同种类、不同颜色的蔬菜类。（2）食物应以新鲜为主，因为新鲜食物的营养价值最高。（3）多进食全麦食品，避免吸收过多饱和脂肪。（4）应尽量少食盐。

如果长时间坚持上述健康的饮食方式，不仅可以降低患疾病的概率，而且还能让你下午不犯困。

小贴士

11：00~13：00 属于正常午餐时间。

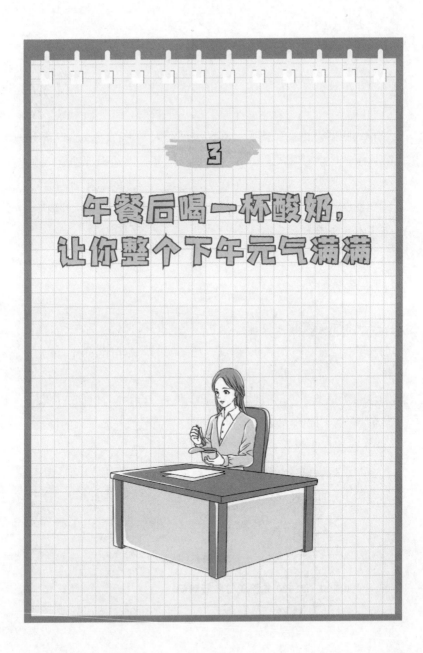

3

午餐后喝一杯酸奶，
让你整个下午元气满满

酸奶可以减轻上班族身体上的疲劳

我们经常可以看到身边有人会在午餐时配一杯酸奶，这是非常合理的搭配。酸奶中的酪氨酸可以减轻由心理压力过大、高度紧张或焦虑而引起的身体疲劳。因此，饭后喝酸奶，能让上班族放松心情，提高工作效率。

一项最新的研究结果表明，酸奶可减轻辐射损伤，所以那些长时间面对电脑的上班族，午饭后喝一杯酸奶，可以让自己整个下午元气满满！

酸奶可提高免疫力

酸奶可提高免疫力，增强身体抗病能力。酸奶能在人体内分解出一种抑制肿瘤的物质，可以有效抑制肿瘤细胞的生长与扩散，让人体内的细胞处于健康状态。酸奶中含量丰富的乳酸、醋酸等有机酸，能抑制有害微生物的繁殖，促进胃肠道的蠕动和消化液的分泌，使人体吸收率提高。

另外，酸奶含钙量丰富，还含有磷、铁等矿物质，有利于保持骨骼的强健与脑神经的健康，还具有滋润肌肤、美容养颜和防衰老的功效。

小贴士

胃酸分泌过多的人不适宜喝酸奶。

中国居民平衡膳食宝塔

  中国居民平衡膳食宝塔是根据中国居民膳食指南结合中国居民的膳食结构特点设计的。它把平衡膳食的原则转化成各类食物每日需要摄入的重量，并以直观的宝塔形式表现出来，便于大家理解，方便人们在日常生活中实行。

  在膳食宝塔上，所看到的每日必需的五类食物，它们之间不能互相替代，如果想要身体健康，每一类食物都需要适当摄入。在宝塔同一层中的各种食物所具有的营养成分大体相同，在膳食中应该经常互相替换，以使膳食丰富多彩，所吃品种越多，摄入的营养素就越全面。在日常生活中，不一定每天每种食物都按照"宝塔"的推荐量食用，如每天要吃的50克鱼，可改成每周吃2~3次鱼，每次150~200克，只需要遵循宝塔中各层各类食物的大体比例即可。

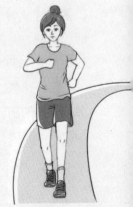

每天6000步

中国居民平衡膳食宝塔（2022）

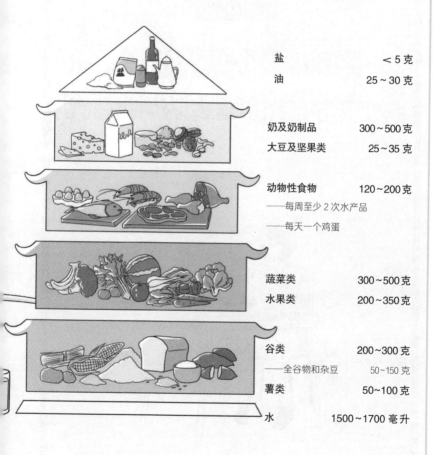

盐	＜5克
油	25～30克
奶及奶制品	300～500克
大豆及坚果类	25～35克
动物性食物	120～200克
——每周至少2次水产品	
——每天一个鸡蛋	
蔬菜类	300～500克
水果类	200～350克
谷类	200～300克
——全谷物和杂豆	50～150克
薯类	50～100克
水	1500～1700毫升

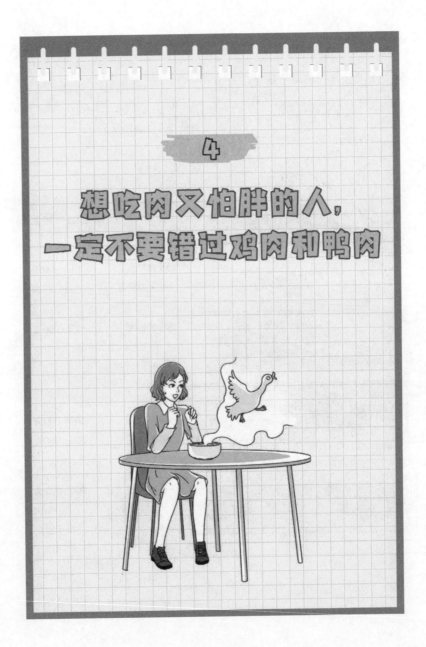

4

想吃肉又怕胖的人，
一定不要错过鸡肉和鸭肉

鸡肉营养价值高

鸡肉的营养价值丰富，吃鸡肉既可以增强体质，又不会使人过度肥胖。对于想吃肉又怕胖的人而言，鸡肉是很不错的选择。

鸡肉含有丰富的蛋白质，且容易被人体消化吸收，具有强身健体的作用。鸡肉所含磷脂类物质，能促进人体生长发育，是中国人膳食结构中脂肪和磷脂的重要来源之一。此外，鸡肉对于乏力疲劳、营养不良、月经不调、贫血、畏寒怕冷、虚弱等症也有很好的食疗作用。

鸭子全身都是宝

鸭肉也是经常出现在我们的餐桌上的一种食物。鸭肉和鸡肉营养价值相似，而且也是不易增肥的肉类之一。鸭肉味甘、性寒，有益阴、消暑、养胃、补肾、除虚弱、消肿、止咳化痰等作用，可辅助治疗阴虚水肿、羸弱乏力、大便秘结、贫血、慢性肾炎等疾病。

鸭肉营养丰富，鸭汤有抗疲劳的作用，鸭油的胆固醇相对其他动物油含量比较低，饱和脂肪酸、单不饱和脂肪酸、多不饱和脂肪酸的比例较好。另外，鸭血具有补血、清热解毒的功效。

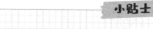

小贴士

胆囊炎患者不宜多吃鸭肉。

5

每周吃2～3次鱼，
既能美容又能缓解疲劳

鱼肉富含ω-3脂肪酸

鱼肉是女性美容的佳品。鱼肉含有的白蛋白、球蛋白等，都是增强皮肤弹性、为皮肤提供营养的优质蛋白。另外，鱼肉含有丰富的ω-3脂肪酸，能够抵抗脂质过氧化诱发的色素沉着、皮肤暗淡。其中，DHA（二十二碳六烯酸，为人体必需脂肪酸）可以使大脑细胞的分子构造变得更为柔软而有弹性，让脑部神经的传导更为灵活，进而让人变得更聪明；而EPA（二十碳五烯酸，为人体必需脂肪酸）具有抑制癌细胞扩散的重要功能。

鱼肉中还有一种营养成分对人体也相当重要，那就是愈吃愈苗条的不饱和脂肪酸。不饱和脂肪酸可以减少血液中的胆固醇浓度，防止血栓的发生，是心脏、血管的保护神。

鱼肉中的虾青素美容又护眼

虾青素能缓解肌肉疲劳和眼疲劳，而鱼肉中就含有丰富的虾青素。虾青素是不可替代的强效抗氧化物，被称为"来自海洋的红色黄金"。虾青素的抗氧化能力是普通维生素E的550～1000倍，能有效抗击自由基，延缓皮肤衰老，同时还能够保护皮肤免受紫外线的伤害。经实践证实，虾青素可以跨越从血液到大脑的屏障，对大脑、中枢神经系统及双眼起到保护作用。

小贴士

虾青素可缓解幽门螺杆菌引发的感染或炎症。

6

鱿鱼中缺少的维生素，
可以用黄瓜来弥补

鱿鱼能够预防贫血

鱿鱼富含蛋白质、钙、磷、铁、硒、碘、铜、B族维生素等营养素，还含有人体所需的氨基酸、牛磺酸等。鱿鱼是一种低热量食物，十分有益于骨骼发育和造血，可以预防贫血，降低血液中的胆固醇浓度，起到缓解疲劳、恢复视力、改善肝脏功能的作用。B族维生素有助于缓解偏头痛。每天吃鱿鱼不要超过一个拳头的量，吃时最好不要油炸。

黄瓜可弥补鱿鱼的不足

鱿鱼虽含有多种营养元素，但缺乏维生素，如果鱿鱼能与黄瓜配伍，则可以弥补这一不足。

鱿鱼与黄瓜可做成黄瓜拌鱿鱼，具体的制作方法如下：准备鱿鱼200克、黄瓜100克、香菜10克，以及适量的香油、辣椒油、酱油、芝麻酱、醋、精盐。鱿鱼如常法剖洗干净，切丝，放开水锅里氽烫，过凉水沥干，黄瓜切丝，香菜切成小段备用。将黄瓜丝放入盘中，上面放鱿鱼丝，再放香菜段，用精盐、酱油、醋、辣椒油、芝麻酱、香油兑成的汁浇在上面，拌匀即可。

小贴士

鱿鱼性寒，不适合脾胃虚寒的人食用。

1 周营养食谱推荐

早餐

低脂牛奶 250 克，全麦面包 50 克，煮鸡蛋 1 个，苹果 150 克。

午餐

馒头或米饭，白菜氽肉丸子（瘦肉 75 克，白菜 100 克，橄榄油或芝麻油少许），芹菜豆腐干（芹菜 75 克，豆腐干 50 克，橄榄油 10 克），水果 200 克。

1 MONDAY

早餐

大米粥 1 碗，素菜包 2 个，盐茶蛋 1 个，花生米拌芹菜（花生米 20 克，芹菜 100 克，橄榄油 2 克）。

午餐

馒头或米饭，牛腩炖萝卜（牛腩 75 克，萝卜 100 克），青菜豆腐（青菜 200 克，豆腐 100 克），水果 250 克。

2 TUESDAY

早餐

豆浆 250 克，玉米面发糕(玉米面 30 克,面粉 20 克），炝莴笋腐竹（莴笋 100 克，干腐竹 10 克，橄榄油 2 克）。

午餐

炒米粉（米粉 200 克，牛肉丝 25 克，豆芽 100 克），火腿沙拉（火腿 25 克，鸡蛋白 30 克，马铃薯 20 克，沙拉酱 5 克），青菜汤（时令青菜 80 克），水果 200 克。

3 WEDNESDAY

4 THURSDAY

早餐

小米粥 1 碗，花卷或馒头 1 个，咸鸭蛋 1 个，拌海带胡萝卜丝（水发海带 100 克，胡萝卜 25 克）。

午餐

炒饭（鸡肉 50 克，蔬菜 50 克，米饭若干），凉拌黄瓜 200 克，酸奶 1 杯，水果 200 克。

5 FRIDAY

早餐

低脂牛奶 250 克，三明治（面包 50 克，去皮鸡肉 40 克，生菜 25 克），橘子 150 克。

午餐

米饭或面点，肉片扁豆（瘦肉 50 克，扁豆 150 克），番茄炒蛋（鸡蛋 2 个，番茄 100 克），水果羹 250 克。

6 SATURDAY

早餐

牛奶麦片粥（牛奶 200 克，麦片 20 克），麻酱饼（麻酱 5 克，面粉 30 克），煮花生 20 克，香蕉 1 根。

午餐

水饺或米饭，瘦酱肉 25 克，炒韭菜 250 克，酸辣豆腐汤（豆腐 50 克，鸡蛋 1 个），梨 300 克。

7 SUNDAY

早餐

酸奶 130 克，蛋糕或面包，煎鸡蛋 1 个（普通橄榄油即可），番茄 150 克。

午餐

米饭或炒面，白菜拌干丝（白菜 150 克，豆腐皮 50 克，橄榄油 2 克），青椒肉片（瘦肉 50 克，青椒 150 克），蘑菇蛋汤，水果 100 克。

● 晚餐根据自身情况搭配，符合科学配餐的原则就可以。

7

维生素A和维生素E，让你更美丽、更健康

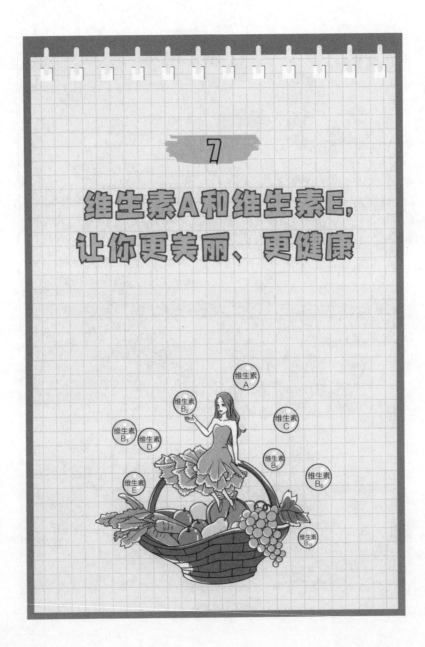

维生素A让你变得更美丽

维生素A能够帮助人们保护视力，提高免疫力，防止皮肤衰老和促进骨骼的生长，是能让人美丽的营养素。所有的乳制品，动物肝脏，鱼和绿色、黄色、红色蔬菜中均含有维生素A。富含维生素A的蔬菜有小白菜、油菜、胡萝卜、茼蒿、芹菜、南瓜、冬瓜、菠菜等，水果有杏、桃、柿子、甜瓜等，肉蛋乳类有各种动物肝脏、鱼肝油、乳类、禽蛋等，这些都是补充体内维生素A的佳品。

维生素E是保护心脏的功臣

维生素E可以提高免疫力，增强新陈代谢，改善血液循环，促进细胞的修复。同时，它还可以防止低密度脂蛋白的氧化，而低密度脂蛋白的氧化过程会导致动脉壁阻塞，进而可能引起心脏病，因此，维生素E还可以防止动脉阻塞，是保护心脏的功臣。缺乏维生素E时，细胞膜上不饱和脂肪酸容易与自由基发生反应，加剧组织衰老。

一般正常人的标准膳食中，维生素E含量已经能够满足人体需要，不需另外补充。

小贴士

缺乏维生素A会导致眼干燥症或夜盲症。

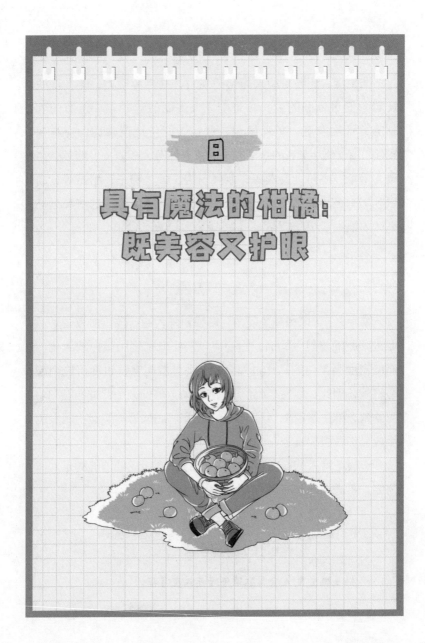

具有魔法的柑橘：
既美容又护眼

柑橘既能美容抗癌，还能解疲劳

柑橘富含维生素C与柠檬酸，既能美容，又能消除疲劳。维生素C不但是美容灵药，更是抗氧化、保护细胞，甚至是有效抗癌的维生素。

另外，维生素C具有平衡心理压力的作用。当承受强大心理压力时，情绪不安者的身体会消耗更多的维生素C。所以，此时应尽可能地摄取富含维生素C的食物。番茄、菜花、绿叶菜等蔬菜和柑橘、柠檬、山楂、猕猴桃等水果都富含维生素C。

柑橘类水果可以预防视力退化

有研究表明，秋季多吃柑橘类水果可以保护眼睛。叶黄素属于"类胡萝卜素"，它在柑橘类水果和新鲜绿色蔬菜中含量较高。

叶黄素有保护视网膜中的"黄斑"的作用，如果缺乏叶黄素，则容易引起黄斑退化与视力模糊。因此，营养学家建议，秋季宜多吃柑橘类水果，预防视力退化。

小贴士

柑橘可以增加胃液的分泌，促进肠胃的蠕动。

哪些是人体所需
7大营养素

7大营养素包括：蛋白质、脂类、碳水化合物、维生素、矿物质、水和膳食纤维。要想保持人体健康，7大营养素缺一不可，但过剩同样有害。在7大营养素中，蛋白质、维生素和矿物质是3种最重要的营养素。据世界卫生组织调查发现，人类常见的疾病，大多数都是缺乏蛋白质、维生素、矿物质所导致的。

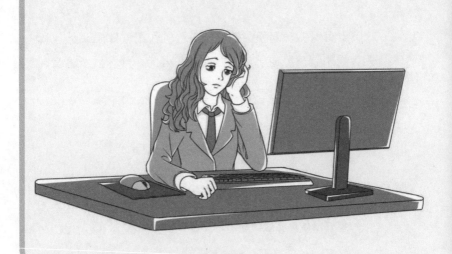

人体所需的 7 大营养素

膳食纤维
果蔬含纤维素较多。

矿物质
大部分食物都含有矿物质，但果蔬含量较高。

维生素
水溶性，大多存在于水果蔬菜中；脂溶性，部分存在于果蔬、鱼肉中。

水
最好是活性水。

脂类
植物的种子、动物的肝脏和油脂、蛋黄。

碳水化合物
米、面等主食含碳水化合物较多。

蛋白质
鱼、畜肉、豆、蛋、奶。

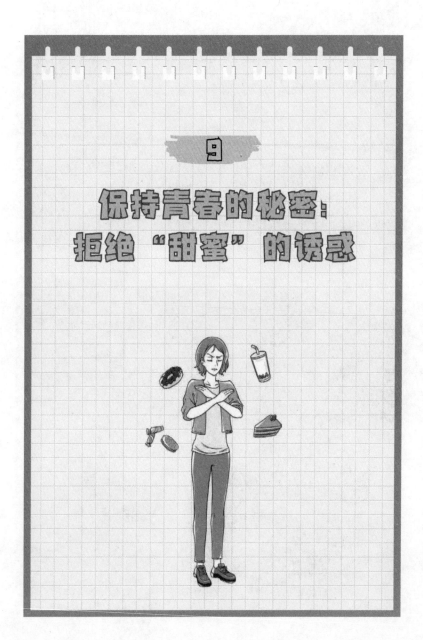

9

保持青春的秘密：
拒绝"甜蜜"的诱惑

学会拒绝甜食的诱惑

从水果到饮料，从牛奶到甜点，现代人的饮食中越来越离不开糖，尤其对女性来说，甜食总是充满着无限的诱惑。很多人不知道，长期高糖饮食，会使身体酸碱失衡，而且会加速皮肤衰老的速度。糖是含钙的酸性食品，摄入过量必然和身体的钙发生冲突，使身体内出现中性或弱酸性环境，身体免疫力也随之下降，各种致癌因子便会乘虚而入。

健康吃糖要适量适时

对于大多数人而言，完全拒绝吃糖是一件非常困难的事情。其实我们也没有必要完全不吃糖，如果适量适时食用甜食，对健康也是有好处的。有研究发现，上午10点左右和下午4点左右，早晨和中午吃的食物能量被大量消耗，人的体力相应会降低，从而可能出现头昏、反应迟钝等情况，这时吃点儿甜食能迅速补充能量，可以消除疲劳、调整心情、减轻压力。

低血糖患者在饥饿时会感到眼前发黑、四肢发软，最好的解决办法就是马上喝一杯糖水。此外，运动医学研究证实，如果在运动前后补充少量的含糖饮料，可以帮助消除疲劳。

小贴士

日常生活中，可以用果糖或者木糖醇代替糖。

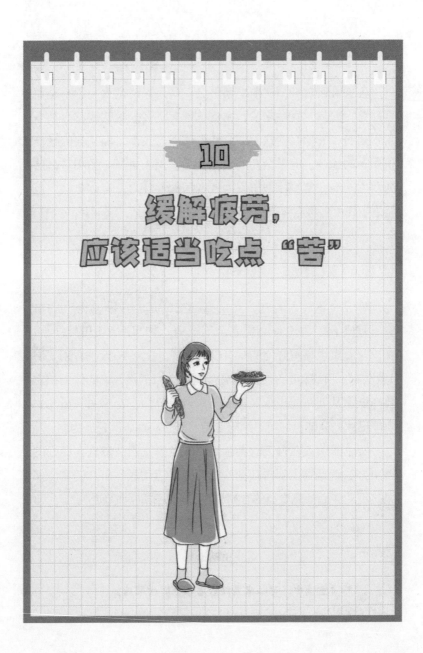

10

缓解疲劳，
应该适当吃点 "苦"

苦味有益健康又解疲劳

我们经常听到"苦口良药"之说，食物中的苦味物质与药中的基本一样。常吃苦味食品不仅对保护心脑血管有益，而且能提神益思，消除疲劳。

苦味物质具有增强心肌和血管壁弹性的作用，有提高微血管弹性和扩张血管的功效。因此，苦味食品能预防血压上升、动脉硬化而造成的心脑血管疾病。由于生物碱在生理上具有刺激中枢神经系统、引起兴奋、加强肌肉收缩的作用，所以能使机体解除疲劳。

夏天消疲劳可常吃苦瓜

苦味食品多含氨基酸、维生素、生物碱等，某些苦味的植物，是维生素的重要来源。苦瓜含有丰富的维生素C，可以很好地消除疲劳，使人变得精神。苦瓜中的苦瓜苷和苦味素可以刺激人的味蕾，促进唾液和胃液的分泌，从而增进食欲，非常适合炎热的夏季食用。

苦瓜还能够清热解毒，保护肝脏，保护脾胃，降"三高"。另外，苦瓜与其他食物混在一起烹煮，不会把苦味传给别的菜，被称为"君子菜"，是我们餐桌上不错的选择。

> **小贴士**
>
> 患有胃溃疡病的人不宜吃苦味食品。

5 种食物帮你解除疲劳

疲劳是身体内的组织、器官的机能或反应能力减弱的结果。引起疲劳的因素多种多样，而饮食可以帮助我们解除疲劳，现在就来认识一下究竟有哪些食物可以为我们保存体力吧！

❶ 苦瓜

许多人都有这种体会，吃一餐苦瓜就能健脾开胃，增加食欲。中医认为，苦瓜味苦，可除邪热、解劳乏、清心明目。苦瓜之苦味不仅可以清心败火，而且能刺激人体分泌唾液，促进胃液分泌，恢复脾胃运化之功，增进食欲。

❷ 红枣

红枣中含有的环磷酸腺苷是人体能量代谢的必需物质，能增强肌力，缓解疲劳，扩张血管，增加心肌收缩力，改善心肌营养。此外，红枣对眼干燥症、夜盲症、头发枯干、皮肤粗裂、心情烦躁、记忆力减退以及失眠等症状均有一定疗效。

❸ 葡萄

葡萄营养丰富，味甜可口。据分析，每 100 克葡萄中约含蛋白质 0 ~ 4 克，脂肪 0 ~ 6 克，碳水化合物 10 ~ 25 克（高者可达 30 克），并含有钙、磷、铁等矿物质和胡萝卜素、维生素 B_1、维生素 B_2、维生素 C、维生素 P 等，还含有十多种人体所需的氨基酸。常食葡萄对神经衰弱和过度疲劳有补益。

❹ 银耳

银耳味甘性平，具有滋阴润肺、益胃生津、补脑强心之食疗效用。银耳入肺、胃、肾三经，能养肺阴，济肾燥，提神益气。中医常用其来滋补调养身体。经分析表明，银耳含蛋白质、脂肪、粗纤维、钙、硫、磷、铁、镁、钠、钾、维生素、多糖等。药理研究发现，银耳还具有缓解肌肉疲劳、防止放射性损伤、增加机体免疫力等作用。

❺ 蜂蜜

蜂蜜能较好地消除脑疲劳。蜂蜜是高能量食品，不管体力劳动者，还是脑力劳动者，睡前饮 1 杯用 10 克蜂蜜冲成的蜂蜜水，对促进睡眠和消除疲劳有很好的效果。

11

合理的素食搭配，让你健康又聪明

合理的素食让人的身体更健康

合理的素食搭配，有益于身体健康。植物中的蛋白质、脂肪和碳水化合物等能促使人体净化，提高人的免疫力，同时让你感觉更轻盈更有精神，不易有疲劳感。素食能使血液变为微碱性，促进新陈代谢活动。经常吃素的人全身充满生气，脏腑功能活跃，皮肤显得柔嫩、光滑、红润。

纯素食所含的铁、维生素B_{12}、蛋白质、脂肪等营养成分，不能完全满足机体新陈代谢的需要，所以素食虽然好处多，但是也要注意荤素搭配。

常吃素食能让人更聪明

研究证实，人聪明与否，主要取决于脑细胞间传递信息的速度。当人的体液呈碱性状态时，脑细胞间传递信息的速度和效果均处于最佳状态，人就变得聪明；而体液呈偏酸性状态时，大脑反应迟钝，动作缓慢。肉类属酸性食品，摄入人体后会使体液趋于酸性；而蔬菜、水果属碱性食品，人体摄入后会使体液趋于碱性。

由此看来，过量的肉食不仅会使人肥胖，也会使人变得迟钝；适量的素食不仅会给人带来健康，也会使人变得聪明。

小贴士

光吃素不进荤，容易造成营养不良、体质下降。

12

夏季没食欲、易疲劳，一招就能解决

夏季增强食欲可常吃醋

一到夏季，我们就很容易没有食欲，什么也不想吃。一方面这是由于夏季气温高、出汗多，人的唾液和胃里的消化酶分泌减少，食欲普遍下降；另一方面胃酸浓度降低，肠胃蠕动减弱，消化功能也随之减弱。

醋中的香味，能刺激大脑管理食欲的中枢，增强食欲，并促进消化液的分泌，提高胃酸浓度，有助于食物的消化与吸收。

夏季常吃醋能快速消除疲劳

醋是一种很好的排毒食物，适当吃一些醋对于提高肝脏的排毒和新陈代谢功能都有好处，它能够帮助抑制人体衰老过程中过氧化物的形成，减少人体毒素，久而久之可以达到强身健体、延年益寿的作用。

盛夏，人们参加生产劳动或体育锻炼时，新陈代谢旺盛，机体会产生大量乳酸并逐渐积累，从而使人容易疲劳和不舒服。醋具有促进体内乳酸安全氧化和调节体液酸碱平衡的作用。所以，常吃醋能很快消除疲劳，让我们活力再现。

小贴士

醋的味道是酸的，但醋本身是一种碱性食物！

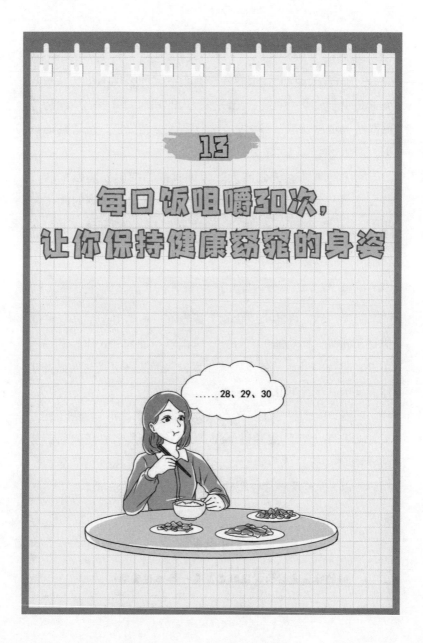

吃饭要细嚼慢咽

人的血糖值从开始吃饭15分钟后上升，30分钟达到峰值，当血糖达到峰值时，大脑相应的神经中枢就会反馈出"吃饱"的信号给肠胃，使食欲降低，停止进食活动。

如果吃得太快，血糖还来不及升高，大脑信号还没有反馈之前就已经进食了过量的食物，久而久之会加重肠胃的负担，引起肠胃疾病。所以，吃饭时应该细嚼慢咽。

另外，细嚼慢咽可以增强记忆力，咀嚼能牵动面部肌肉，促进头部血液循环。

每一口饭都要咀嚼30次

细嚼慢咽就是要反复咀嚼口中的食物，然后慢慢地咽下去，让食物更加温和柔软，以便于在进入肠胃之后食物能与消化液充分混合，利于食物的充分消化。细嚼慢咽不仅有利于健康，还让人不易发胖。

因此，每吃一口饭时，都要将注意力集中在对食物的咀嚼上，每一口食物一定要反复咀嚼30次再咽下去。久而久之，就能逐渐放慢吃饭的速度，养成细嚼慢咽的好习惯。

> **小贴士**
>
> 细嚼慢咽可以预防口腔疾病。

14

经常用电脑的上班族，
一杯茶就能缓解眼疲劳

枸杞茶可明目解疲劳

久坐电脑前，长期受电脑辐射，会造成视力下降、皮肤老化，甚至还会影响胃肠道的消化功能。

枸杞子含有丰富的维生素B_1、维生素C、胡萝卜素和钙、铁等成分，具有补肝、益肾、明目的作用。连续饮用枸杞茶两个月，就能起到明目、强壮筋骨、改善疲劳的功效。特别是对长期使用电脑引起的眼睛酸涩、疲劳、视力减退等问题的人，更有帮助。

护眼要多喝绿茶

绿茶具有清除自由基的功效，可以有效缓解眼睛疲劳。另外，绿茶具有防紫外线辐射的功能，经常使用电脑者饮用绿茶，可以补充特异性植物营养素，消除因电脑辐射造成的黑眼圈和眼睛干涩等症状。绿茶可搭配柠檬、蜂蜜等进行调味饮用。

春季多风、气候干燥，眼睛很容易产生发痒、发涩等症状，更应该多喝绿茶。不过，需要特别注意的是，绿茶中所含的少量咖啡因，可以刺激中枢神经，振奋精神。因此，最好不要在晚上饮用，以免影响睡眠。

小贴士

枸杞子和绿茶都能明目，但是二者却不可以搭配饮用。

每天的 8 杯水，
应该怎么喝

　　喝水是最基本、最简单的排毒方式。正确的喝水方式，能加速体内的余毒排出。那么，每天应该何时喝水，喝多少水，是不是只要每天喝 8 杯水就万事大吉了呢？其实，喝水也有一定的规律。

06:30

　　经过一整夜的睡眠，早晨的身体处于缺水状态。起床时补充 250 毫升水可以及时唤醒五脏六腑，稀释血液，让循环系统充分活跃起来，还可以帮助肾脏及肝脏解毒。

08:30

　　从清晨起床到办公室的过程，身体会消耗大量的水分。所以，到了办公室后，先喝一杯 250 毫升的水补充丢失的水分。

11:30

　　整个上午在空调房里紧张地工作后，一定要起身活动活动筋骨，这杯水除了补充体内水分外，还有助于放松工作情绪。

13:00

用完午餐的半小时后喝一杯水，可以增强身体的消化功能，不仅对健康有益，还能帮助保持身材。

15:30

此时喝上一大杯水，既能补充在空调房里流失的水分，还能够提神醒脑。职业女性可以在水中放入杭白菊、冰糖和枸杞子等，除了护眼，还可以润肺。

17:00

下班离开办公室前，再喝一杯水。如果有想控制体重的女性，可以多喝几杯，以增加饱腹感，减少晚餐进食量。

19:30

这个时间一般是晚饭后半小时左右。如果晚上要做运动的话，可以在运动后喝，以补充体内水分。

21:00

这是一天的最后一杯水，在睡前1小时喝，一定要严格控制时间，如果过晚，第二天就要顶着水肿眼去上班了。

当然，这个只是比较合理的饮水时间建议，大家还是要根据自己的具体情况而定！

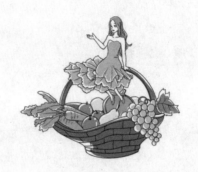

第 3 章

不疲劳的
运动健身

你是不是提起运动就害怕？

刚开始运动就觉得累？

本章的内容，将会让我们知道哪种简单又轻松的
运动最适合自己！

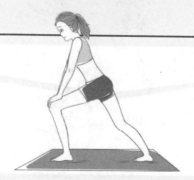

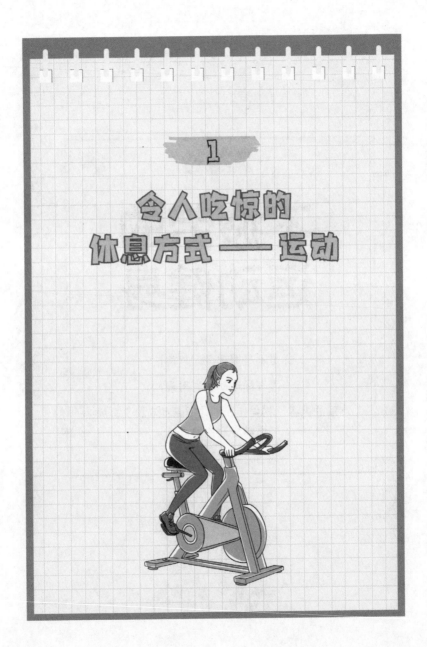

1

令人吃惊的
休息方式——运动

运动是一种积极的休息方式

适量运动时，运动中枢兴奋，可有效快速地抑制思维中枢，使其得到积极的休息。有人做过试验：思考的神经连续工作2小时，然后停下来休息，至少需要20分钟才能消除疲劳，而用运动的方式则只需5分钟。这说明运动的确能使大脑的紧张状态得到缓解，有助于大脑思维功能的合理应用，促使工作学习效率提高。

运动促使大脑释放一些有益的生化物质，如内啡肽等，对促进人的思维和智力大有益处。

运动可提高血糖含量

大脑活动所需的能量主要来源于碳水化合物。大脑本身储备的碳水化合物极少，只有当人体血液每100毫升中血糖达120毫克时，脑功能活动才能正常，如果血糖降至每100毫升50毫克左右时，人就会疲乏、思维迟钝、工作效率下降。

食物是血糖的供给源，运动能使人食欲大增，消化功能增强，可促进食物中的淀粉转化为葡萄糖，并源源不断地提供给脑神经细胞使用。

小贴士

感觉疲劳时，不妨做一下运动！

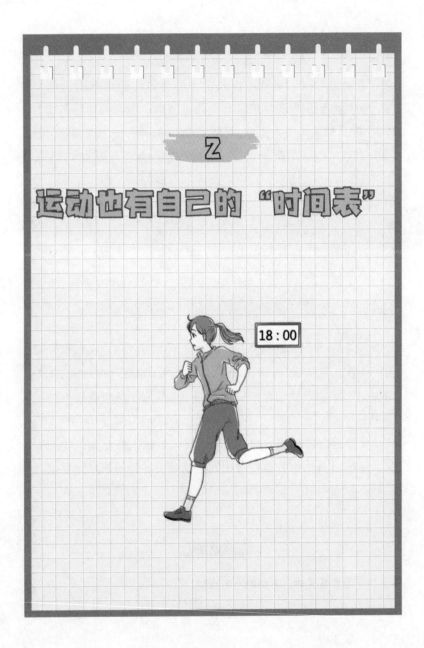

2

运动也有自己的"时间表"

清晨并不是锻炼身体的最佳时间

在晨曦曚眬的清晨，湖边、公园、林荫道上到处都是晨练的人们。大家似乎都喜欢在早晨进行锻炼，但从医学、保健学的角度看，清晨并不是锻炼身体的最佳时间。其主要原因是夜间植物吸收氧气，释放二氧化碳，清晨阳光初露，植物的光合作用刚刚开始，空气中的氧气相对较少，二氧化碳的浓度较高。如果更早锻炼，效果更差。

在大中城市里，清晨大气活动相对静止，各种废气不易消散，是一天中空气污染较严重的时间。

一天中运动的最佳时间是傍晚

一天内，人体血小板的含量有一定的变化规律，下午和傍晚的血小板量比清晨低20％左右，血液黏稠度降低6％，清晨易造成血液循环不畅和心脏病发作的危险，而下午以后这个危险的发生率则降低很多。

傍晚时分，人体经过了大半天的活动，对运动的反应最好，吸氧量最大。另外，心脏跳动和血压的调节以17～18时最为平衡，机体嗅觉、触觉、视觉也在17～19时最敏感。

小贴士

饥饿时不宜做剧烈运动。

自测：
你的运动量够不够

俗话说"生命在于运动"，实际上只有适时、适量、适度的运动才最有益于健康。美国一位教授提出了一个自我测定运动量的方法，简单易行。

睡眠：

每睡一小时计 0.85 分，最终得分为睡眠时间乘以 0.85。

静止活动：

包括案头工作、阅读、吃饭、看电视、车内活动。用这类活动的总时间乘以 1.5，得到最终静止活动的得分。

步行：

缓慢的散步，每小时计 3 分；快步走，每小时计 5 分。

户外活动:

体操、跳舞每小时计 3 分；骑自行车每小时计 4 分；慢跑每小时计 6 分，快跑每小时计 7 分；游泳、滑冰每小时计 8 分；各种球类运动和田径运动每小时计 9 分。

家务劳动:

各种家务劳动如洗衣、做饭等每小时计 5 分。

以上分数加起来即为每天运动量的总得分：

总分数在 45 分以下，运动量不足，应加强运动；

总分数在 45~60 分之间，运动量适中；

总分数超过 60 分，活动过度，对身体没有更多的益处，应适量减少。

此外，另有专家指出，运动对人身体的影响并不单纯取决于运动量，而是运动负荷，组成运动负荷的主要因素是"量"和"强度"，在进行运动时，应注意量和强度之间的关系，运动量的强度较强时，量就应该相应减少，并不是运动量越多就越好。

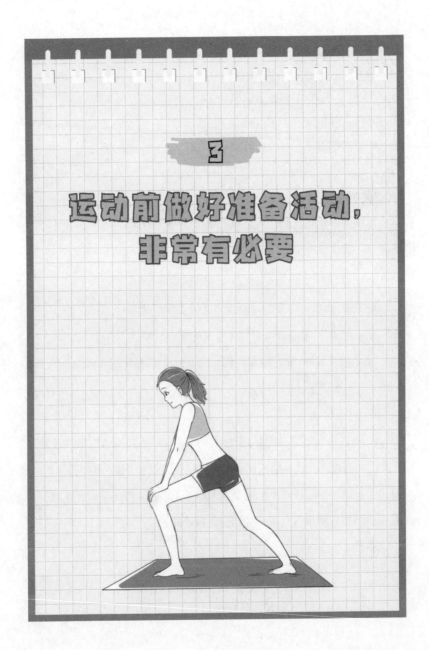

3

运动前做好准备活动，
非常有必要

准备活动能使机体进入运动状态

很多人认为运动前的准备活动是多此一举，但是运动专家认为，运动前的准备活动是非常有必要的，可以避免一些意外的发生。

剧烈活动前，人体相对处在安静状态，通过一些缓慢而有节奏的徒手练习以及专门性练习，可使中枢神经系统逐渐兴奋起来，提高神经系统对肌肉的协调控制能力，使机体进入到运动状态，也对之后进行的体育活动起到了积极的作用。

准备活动有助于提高一般性运动能力

准备活动一般有牵拉、快走、慢跑及原地连续性徒手体操等。这些活动能使四肢关节活动度加强，有助于一般性运动能力得到提高。

准备活动还可做些与主项运动内容有关的模仿练习动作，这样可促使大脑皮层中的运动中枢兴奋性尽快达到适宜水平，身体状态也能做好充分的准备，从而提高运动效果。

小贴士

准备活动的时间应该根据自身情况而定。

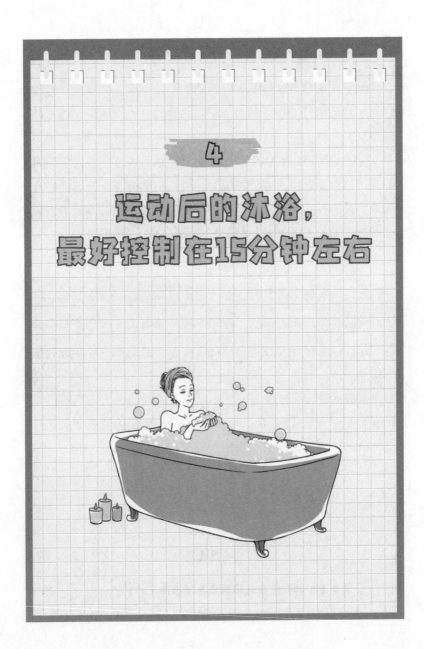

4

运动后的沐浴，
最好控制在15分钟左右

运动后沐浴可有效消除疲劳

运动之后，我们一般都会进行沐浴，沐浴后会觉得浑身都很舒服。这是因为沐浴除了可以清洁肌肤，让心情变得愉悦，还可以有效地缓解疲劳，促进血液循环。

人体在疲劳时经常会表现为肌肉酸痛，而温水浴对交感神经具有刺激作用，可以达到镇定的效果。因此，锻炼后舒舒服服地洗个澡，不仅可除去汗臭，还能使身心得到彻底放松，疲倦的身体能够得以迅速恢复活力。

运动后沐浴的时间不是越长越好

沐浴时间要因人而异、因运动量而异，运动者要根据自己的具体情况进行适当的控制。另外，还要注意水温，适宜的水温可以加速人体的新陈代谢，调节机体循环，使机体兴奋。

对于大部分人来说，沐浴的水温以40～42℃最适宜，时间一般为10～15分钟，最长不超过20分钟，而且每天最好不要超过2次。因为沐浴时间过长或次数过频，消除疲劳的作用会适得其反。

小贴士

运动后应该洗澡，但不能立即洗澡，尤其是洗冷水澡。

消除运动性疲劳的方法

现在越来越多的人喜欢运动，但是很多人运动以后都觉得身体不适，这就是因为出现了运动性疲劳，主要是由于经常不运动或者运动的方式不正确导致的。下面就让我们一起看看运动之后该如何消除疲劳吧！

先用双手交替反复撸动左右侧小腿各数十次，可达到活血化瘀、疏通经络、减轻疲劳、消除水肿等良好效果。再用双手手掌反复交替拍动左右侧大腿、小腿肚各数十次，能有效地使细胞内的"疲劳物质"——乳酸随血液的流动而被排出。

身体直立，双手叉腰做向左右的旋腰动作，顺时针、逆时针各数十次，对缓解腰部、髋部的酸痛疲乏很有效。

身体直立，向前迈步，让左、右脚尖尽力向外展，形成大"八"字绷直，让膝部、大腿根均有"吃力"感。

倒行，即退走，能较快地缓解由于运动带给你的疲劳，对柔软韧带、端正身姿、减轻腰部的压力和疼痛极为有益，甚至可减轻足跟的疼痛。

身体站立，走路迈步时尽力让右脚踩在左侧，让左脚踩到右侧，如此反复，让左右脚做"交叉"式的动作，循序渐进。

把一只脚高抬起至某一高处，腿部绷直，站立一段时间。再让另一只脚如前动作，有益血液循环。如在运动器械上能做头朝下、腿朝上的倒立动作，能更好、更快地缓解疲劳。

坐在一处，先让双手抱紧一侧的小腿，用力让膝部接近胸部（越用力越好），持续1分钟或更长，放下。再将另一侧的膝关节拉紧至胸部。如能如此这般反复做数次则更好。

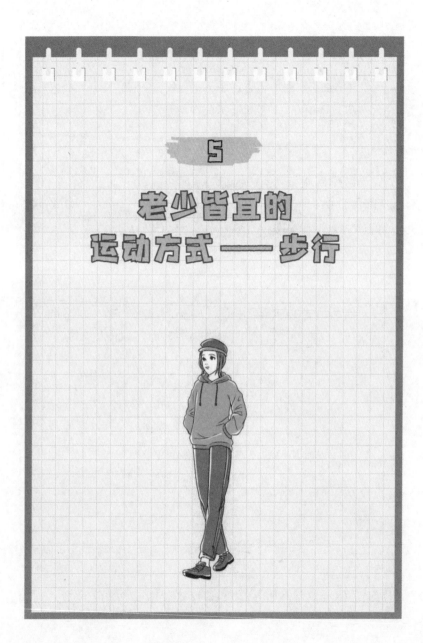

5

老少皆宜的
运动方式——步行

步行是最简单的运动

步行是一项老少皆宜的运动方式，每个人都可以做。步行不但可以活动关节、舒活筋骨、促进新陈代谢、安定神经系统、锻炼腿肌，还能使大脑皮层得到锻炼，使脑细胞更加活跃。

此外，步行还可以增大肺活量，增强肺功能，促进肠胃的蠕动，从而增强人体对食物的消化和营养的吸收能力，增强免疫力，令你拥有令人羡慕的健康身体和愉悦的精神面貌。

步行也是有原则的

我们步行时，一般可以根据"三、五、七"的原则，"三"是说每天步行约3000米，时间要尽量在30分钟以上；"五"是说每周要坚持5次以上的运动；"七"指运动量属中等强度时，人在运动后的心率加年龄大概在170左右。

在步行量相同的情况下，如果身体素质本来就很好或有运动基础者，年龄与心率之和通常可达到190左右。但身体素质较差者，年龄与心率加起来只能达到大约150，不然有可能会导致无氧代谢，从而出现不良影响或意外。所以，我们应该根据自己的实际情况，调整自己的运动时间和次数。

小贴士

适量的步行可以使心脏病的发作概率降低一半。

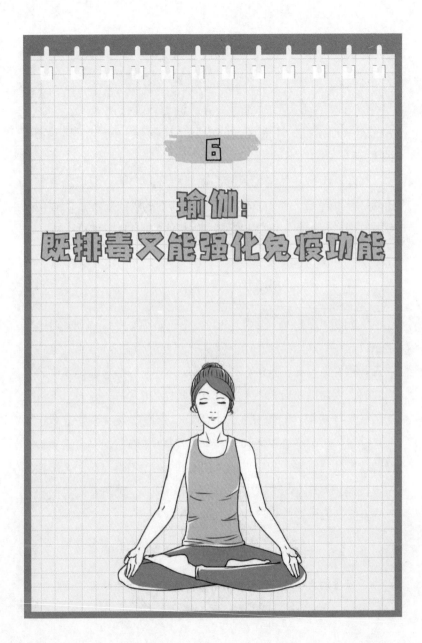

瑜伽有助于身体排出废物毒素

近年，瑜伽在世界各地兴起和大热，成为时尚女人的健身追求。瑜伽是一种深入的伸展运动，通过缓慢协调的运动，有效刺激人体的肌肉、神经、内分泌系统和消化系统，改善血液循环和激素分泌，使身体内的废物毒素排出体外。

持续的练习更能增强身体的柔韧性，使身体线条变得修长匀称，肢体的灵敏度也得到提高。

瑜伽可以强化免疫功能

在瑜伽锻炼中，收敛心神时，神经系统处于内抑制状态，对机体有很好的保护作用。这样能消除大脑皮层的紧张状态，加强大脑皮层的调节机能，改善全身脏器的机能状态。练习瑜伽能促进血液循环，使毛细血管扩张，脉搏跳动增强；练习后，心率会相应减慢；深吸气时，心脏搏出量增加；深呼气时，心脏回血量也增加。利用呼吸锻炼可以减轻心脏的负担，减少心脏耗氧量，增强心脏功能。此外，瑜伽锻炼能使糖皮质激素、生长激素分泌量减少，从而使蛋白质更新率变低、酶活性改变，并使免疫功能强化。

小贴士

练瑜伽可以保养颈部，还可预防颈椎病的发生。

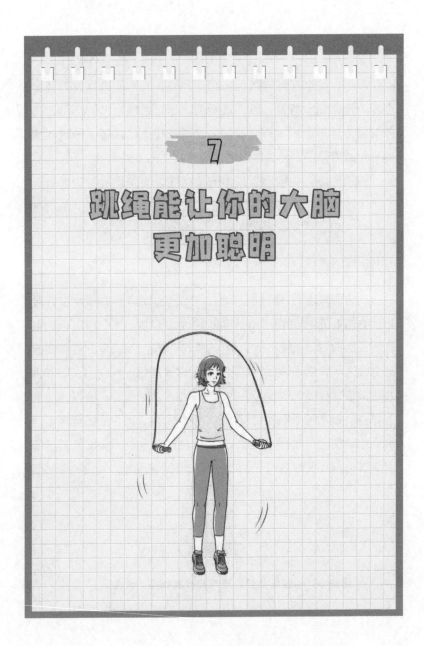

7

跳绳能让你的大脑更加聪明

跳绳是最佳的健脑运动

跳绳越来越受到人们的青睐，因为跳绳是一项非常简便的有氧运动，只需要一根跳绳，在任何地面平整的地方都可以进行。

跳绳被誉为最佳健脑运动。人在跳绳时，以下肢弹跳和后蹬动作为主，手臂同时摆动，腰部则配合上下肢活动而扭动，腹部肌群收缩以帮助提腿。另外，跳绳时呼吸加深，与呼吸有关的肌肉都参加了活动。在跳绳时，大脑处于高度兴奋状态，因此，经常进行这种锻炼，可增加脑神经细胞的活力，有利于提高思维能力。

跳绳要循序渐进

跳绳是全身运动，人体各个器官和肌肉以及神经系统都可以同时得到锻炼。法国健身专家莫克专门为健身者设计了一种"跳绳渐进计划"。初学时，仅在原地跳1分钟；3天后即可连续跳3分钟；3个月后可连续跳上10分钟；半年后每天可实行"系列跳"，如每次连跳3分钟，共5次，直到一次连续跳上半小时。一次跳半小时，就相当于慢跑90分钟的运动量，已是标准的有氧健身运动量。

小贴士

连续跳绳 5 分钟，相当于跑步 1000 米。

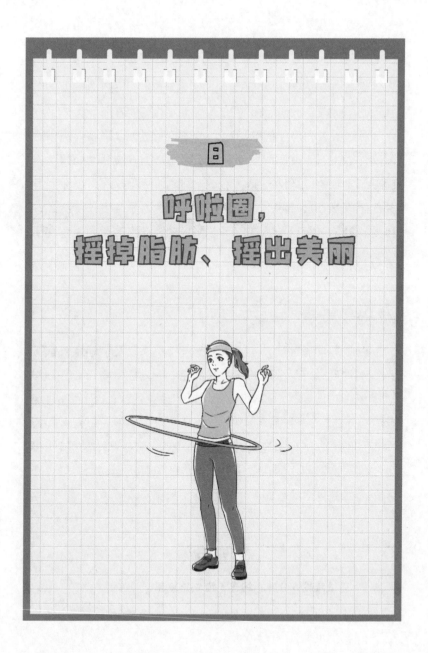

呼啦圈摇多久才能达到健身效果

摇呼啦圈可以锻炼腹部和后背肌肉，而且能加快血液循环，促进肠道蠕动，帮助消化和排便，有利于健美塑身、清除体内的垃圾，达到健身美容的效果。

摇呼啦圈的时间一定要够久，才能达到运动的效果，因为摇呼啦圈并不是强度很大的运动，唯有延长运动时间且持续运动，使其达到有氧运动的阶段，这样才可消耗身体储存的脂肪及过多的热量。

摇呼啦圈运动需要每周摇3次，每次至少30分钟，心跳速率每分钟达130下。由于摇呼啦圈的运动强度并不是很强，如果要增加心跳速率，就必须要加快摇动的速度。

呼啦圈并非越重效果越好

摇呼啦圈运动是一种全身性运动，可以达到瘦身的效果，但呼啦圈并非越重效果越好。在甩动呼啦圈时会撞击腹部、背部内的脏器（如肾脏），太重的呼啦圈相对撞击的力量也较大，有可能会伤及脏腑。所以，呼啦圈还是选择重量适中的为宜。

小贴士

摇呼啦圈运动不适合腰肌劳损或缺钙者。

日常运动热量消耗榜

我们都知道运动能够消耗一定的热量，但对于不同的运动大概消耗多少热量，可能并不是很了解。下面，就让我们一起来了解一下，不同的运动各自消耗多少热量吧！

跳绳

每半小时消耗热量 400 卡*。

这是一项健美运动，对增强心肺功能，锻炼身体的协调性、姿态，减肥等都有相当大的帮助。

自行车

每半小时消耗热量 330 卡。

对心肺、腿十分有利。

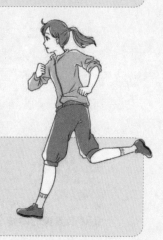

慢跑

每半小时消耗热量 300 卡。

有益于心肺和血液循环。

*卡是卡路里的简称，热量的非法定计量单位。1 卡 ≈ 4.186 焦

篮球

每半小时消耗热量 250 卡。

它可增加人体灵活性，加强心肺功能。

乒乓球

每半小时消耗热量 180 卡。

这是一项全身运动，有益于心肺，可锻炼重心的移动和协调性。

排球

每半小时消耗热量 175 卡。

主要增强灵活性、弹跳力和体力，有益于心肺。

游泳

每半小时消耗热量 175 卡。

对提高身体协调性、增强心肺功能有益。

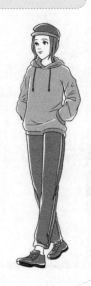

散步

每半小时消耗热量 75 卡。

对心肺功能的增强有益，它能改善血液循环，活动关节，有助于减肥。

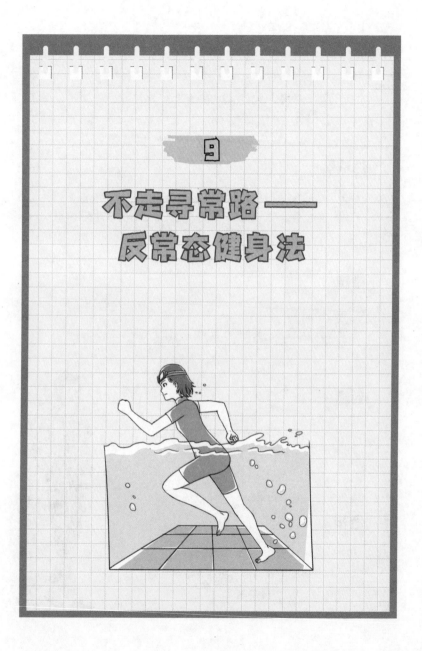

9

不走寻常路——
反常态健身法

水中跑，调节神经系统功能

近年来出现了很多种反常态健身法，水中跑就是其中一种。水中跑是一种仿效鸭子在水中扑腾的锻炼方法。人在水中活动的受阻感是在空气中的800多倍，水的散热性也远大于空气，是空气的28倍以上。若完成同样的动作，人在水中与在陆地相比要多用6倍以上的力气，消耗的热量也是在陆地上的3倍以上。

因此，水中跑能大大促进人体新陈代谢，加快体内糖原分解，防止脂肪过分堆积，同时能增强食欲，促进消化吸收。由于水中跑还可以调节神经系统功能，减轻疲劳，所以对预防神经衰弱、改善脑部血液循环、防止动脉硬化也很有效果。

倒挂，给身体减压

倒挂也是一种反常态健身方法。平时，我们总是坐着或站着。人体直立时，由于受到地球引力的作用，腰椎脊椎和下肢关节都会受到压力，日久便会腰酸腿痛。另外，脊柱和关节不断受压迫逐渐弯曲和变形，也影响对大脑的血液供应。倒挂会使腰腿得到充分放松，身体压力消失，对缓解身体疲劳非常有效。

小贴士

在水中跑45分钟，相当于在地面跑2小时。

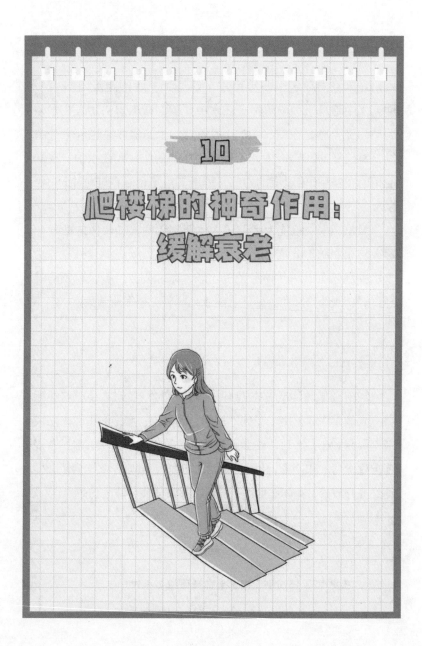

10
爬楼梯的神奇作用：缓解衰老

爬楼梯在一定程度上可延缓衰老

有一部分白领女性没有太多时间去健身房运动，就会选择上班之余爬楼梯来锻炼。爬楼梯时，不仅双脚与双臂都得到锻炼，全身的肌肉也都会产生运动感，从而能够有效地增强体质，在一定程度上延缓衰老。

每天爬楼梯不但能增强心肺功能，而且能增强肌肉与关节的力量，还能提高髋、膝、踝关节的灵活性。

爬楼梯要掌握好速度与持续时间

爬楼梯是一种比较激烈的有氧锻炼形式，所以锻炼者须具备良好的健康状况，并严格遵守循序渐进的原则。

因此，我们要掌握好爬楼梯的速度与持续时间：初始锻炼者，应采取慢速度、持续时间长的方式；随着锻炼水平的提高，可以逐步加快速度或延长持续时间；当自己的体力能在1分钟内爬完5~6层楼或能持续10分钟以上时，即可过渡到跑楼梯。

锻炼过程应以适中强度为宜，以不感到吃力为度。

小贴士

膝关节受过外伤和骨关节有旧伤的人不适合爬楼梯健身。

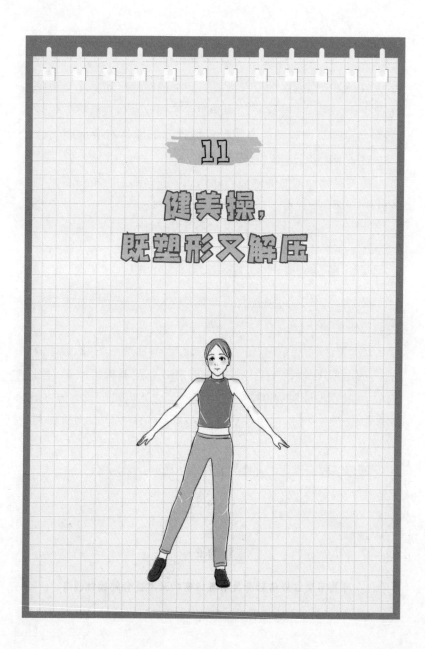

11

健美操，
既塑形又解压

健美操有助于塑造美的形体

健美操是非常受女性青睐的一项运动。经常参加健美操运动，可提高关节的灵活性，使肌肉的力量增强，韧带、肌腱等结缔组织的柔韧性提高，使心肺系统的耐力水平提高。

通过长期的健美操锻炼，可改善人们不良的身体状态，使其逐渐形成优美的体态，从而在日常生活中表现出一种良好的气质与修养。经常参加健美操运动，可以帮助人们消除体内和体表多余的脂肪，维持人体能量收支的平衡，降低人的体重，保持健美的体形。

健美操可以缓解人的精神压力

随着时代的发展，人们在享受科学技术所带来的舒适生活和各种便利的同时，也受到了来自方方面面的精神压力。长期的精神压力可能会引发人们心理上的疾病。而健美操作为一项充满青春活力的体育运动，可使人们在轻松欢乐的气氛中进行锻炼，从而忘却自己的烦恼，让心情变得愉快，精神压力得到缓解，进而使自己拥有最佳的心态，且更具活力。

小贴士

正确掌握健美操每个动作的发力方法，还可以减肥。

健身器材，你选对了吗

用健身器材健身是大众非常喜爱的健身方法，但很多人并不清楚该用什么样的器材去锻炼什么部位。因为人与人不尽相同，身体素质也千差万别，个人的健身需求也不一样，所以我们结合不同健身器材谈谈健身特点，帮助大家找到更适合自己的健身器材。

跑步机

它是一项非常好的有氧运动器材，通过模拟走跑运动，可有效提高人的心肺功能，并对心血管系统功能提高有相当大的作用，减脂的作用也非常明显。

健步机

模拟登山，主要针对双腿进行锻炼，通过锻炼不但可提高双腿的肌肉力量和增强腿部关节能力，而且还可提高双腿骨骼的骨质密度，是一项防止骨质疏松症发生的最为有效的手段。

健骑机

模拟骑马运动，是全身 80% 的肌肉和全身关节可同时参与的一种不可多得的运动。它除可锻炼全身的肌肉和关节之外，还可有效地锻炼神经协调能力，这一点对青少年和老年人尤为重要。

划船机

模拟划船运动，能有效锻炼一个人的伸展肌群，对腰背的锻炼尤为明显，能缓解背部酸痛症状。另外，这项运动还可以大大提高腰背肌群的生理活性。

动感单车

模拟自行车运动，是一项非常适合男女老少进行有氧运动的器材，可有效锻炼人的心血管系统，通过不同的骑车强度，可有效提高腿部肌肉力量和耐力素质。

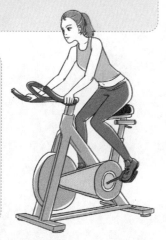

有些小型健身器材也适合人们使用，如人们所熟知的哑铃、壶铃、曲柄杠铃、弹簧拉力器、健身盘、弹力棒、握力器等。这些健身器材体积虽小，可锻炼效果并不差。

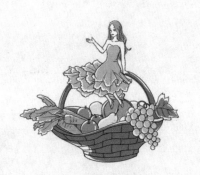

第4章

不疲劳的心理调控

你总是觉得心累?

心理压力大却不知怎么办?

通过本章的内容,我们可以根据自己的情况选择合适的调控方法!

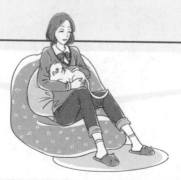

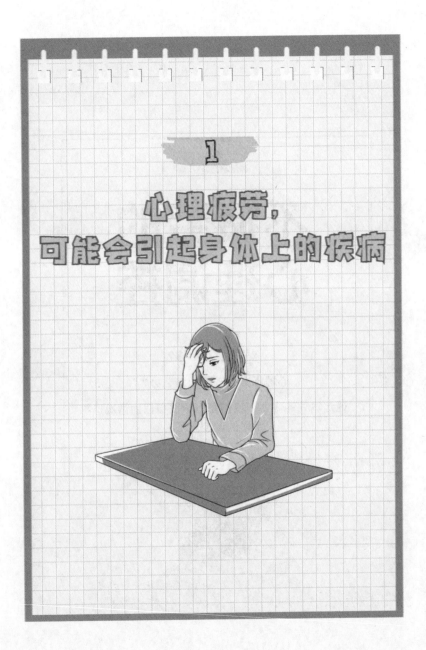

1

心理疲劳，
可能会引起身体上的疾病

心理疲劳既影响心理又影响生理

有研究表明，心理疲劳是由于长期的精神紧张、压力、反复的心理刺激，以及恶劣的情绪逐渐形成的。它超越了个人心理的警戒线，这道防线一旦崩溃，各种疾病就会乘虚而入。

在心理上会造成心理障碍、心理失控、心理危机等，表现为紧张不安、动作失调、失眠多梦、记忆力减退、注意力涣散、工作效率下降等。

在身体上则会表现为偏头痛、高血压、缺血性心脏病、消化性溃疡、支气管哮喘等。

消除心理疲劳要劳逸结合

要消除心理疲劳、避免用脑过度对身体的损伤，关键是要劳逸结合，张弛有度，不能一直处于高强度、快节奏的生活中。不要害怕承认自己的能力有限，我们要学会在适当的时候对一些人说"不"。

如果你做错了事，不要一味地自悔自责，要对自己有信心，继续正常的生活和工作。找出自己精力变化的规律，合理安排每项活动。放慢节奏，留些时间休闲娱乐。

小贴士

试着对身边的人微笑吧，自己的心情也会好很多！

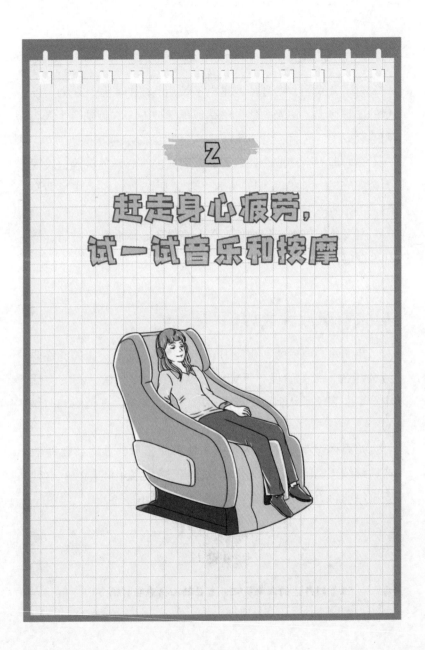

2

赶走身心疲劳，
试一试音乐和按摩

音乐能缓解身心疲劳

现代女性承受着来自生活和工作的多重压力，长此以往，会使精神长期处于紧张状态，得不到彻底的放松，有可能还会出现失眠、健忘、焦虑等症状，这时不妨每天听半小时的音乐，采用音乐疗法缓解身心压力。

好的音乐能提高大脑皮层的兴奋性，改善人们的情绪，振奋人们的精神，同时也有助于消除心理、社会因素所造成的紧张、焦虑、忧郁、恐怖等不良心理状态，提高应激能力。

按摩可以让身心得到放松

很多女性在繁重的工作之余，会用按摩的方法赶走疲劳。按摩对人体健康有诸多好处，它可以解除身体的疲劳，达到舒缓精神的目的，能够使明显处于紧张状态的神经得到放松，还可以帮助振奋精神，消除或缓解低落的情绪。

按摩可以使肌肉松弛，达到舒缓组织器官紧张的作用。对于那些长期从事单一工作或长期保持一定姿势不变的职业女性来说，由于工作引起的肌肉紧张性疲劳、腰肌劳损和颈椎病等，按摩能够起到很好的缓解和治疗效果。

小贴士

经常做按摩，可以保持高昂的情绪和充沛的精力。

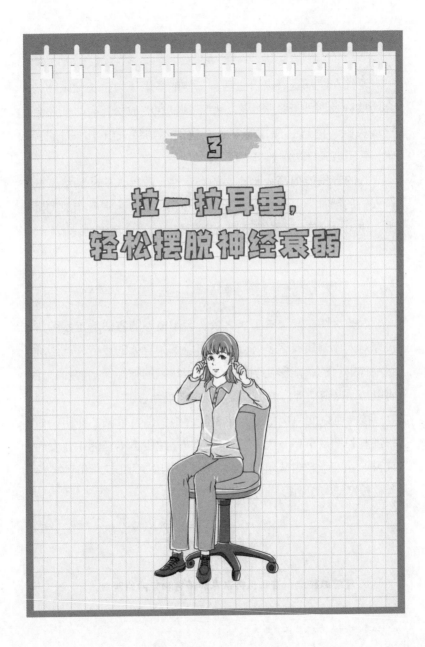

3

拉一拉耳垂，
轻松摆脱神经衰弱

神经衰弱患者更容易疲劳

神经衰弱患者，碰到一点点小事，就容易激动，容易兴奋，但兴奋不久后，很快就会疲劳。

所以有很多患者非午睡不可，否则下午便支持不住；稍微做一点费力的工作，就感到疲倦不堪；走不了多远的路，就觉得很累。有的患者说话声音低弱无力，情绪很不稳定，常常为一点点小事而发脾气，不能自我控制；有时变得较为自私，只想着自己，如果别人对他疏忽了些，或没有按照他的意图办事，就大为不满或大发雷霆，因此常和身边的人闹矛盾。

拉耳垂的方法可以治疗神经衰弱

如果你有一点点神经衰弱，可以试试拉耳垂的方法。具体做法：先将双手手掌相互摩擦发热，再同时轻轻揉搓同侧耳郭2~3分钟，然后用两手的拇指和食指屈曲分别揉压同侧耳垂2~3分钟，最后开始向下有节奏地反复牵拉耳垂30~50次，直至耳郭有热胀感为止。这时，全身会产生一种轻松、舒适、惬意的感觉。照此法每天锻炼3~5次，效果更好。

小贴士

保持良好的情绪，可以预防神经衰弱。

123

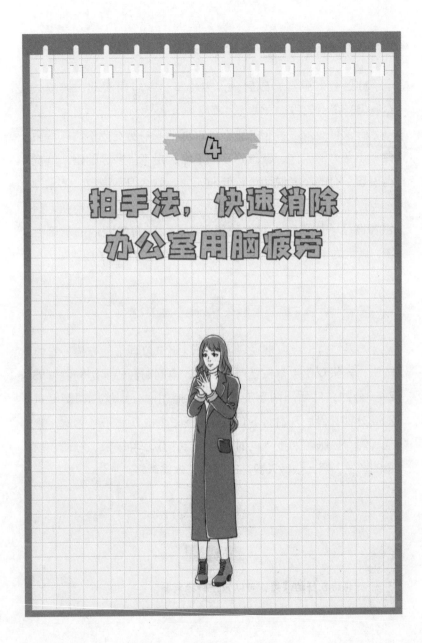

4

拍手法，快速消除办公室用脑疲劳

拍拍手就能缓解大脑疲劳

对于很多脑力工作的女性而言，除了身体上的疲劳以外，大脑也非常容易疲劳。拍手法是一种非常简单的健脑方法，能够有效消除大脑疲劳。

有的人到了下午三点左右的时候，会感觉非常疲劳、困倦，工作效率变低，还非常容易出现错误，还有的人会健忘，晚上失眠。这些都是大脑疲劳的表现，如何解决这些问题呢？其实，只要拍拍手就能缓解大脑疲劳。

两种主要的拍手方法

缓解大脑疲劳的拍手方法，主要有以下两种形式：（1）基本拍手法，也就是我们最常见的一种方法，手掌对手掌，手指对手指。一定要将十指分开，一开始力度不要过重，拍一会儿后力度逐渐加重。（2）拍"空心掌"，这种拍手法比较容易被接受，将手掌弓起，手指张开，然后轻缓地拍下去，令手指与手指、掌根同掌根相碰。不过，这种拍手方法接触的面积较小，效果相对而言会小很多，因此在练习时最好延长时间。

小贴士

拍手能够疏通周身的气血，其作用不可忽视。

5

缓解女人压力大的
神奇方法——和朋友聊聊天

学会适当的宣泄和倾诉

如果你心中感到郁闷或茫然，一定要及时宣泄，找人倾诉。女性很容易被人际关系问题、情绪问题、感情问题和心理压力问题等困扰，而且这些问题也并非通过吃药可以解决。所以，心理医生认为解决这些问题最好的办法就是宣泄。当你被不良情绪所影响时，可以大声地喊出来或哭出来。另外，你也要善于把自己的痛苦和烦恼向亲友倾诉，在他们的劝慰和开导下，把消极情绪释放出来，不良情绪就会慢慢消失。

倾诉也要讲究方法

你可能也有过这样的经历，如果只是疲劳轰炸式地倾倒情绪垃圾，你的倾诉往往会造成"听者愈来愈烦，说者愈来愈苦"的两败俱伤的惨状。因此，倾诉要发挥效果，必须要掌握技巧。在还未了解其中的诀窍时，请别任意开口倾诉，以免愈诉愈苦。

不健康的诉苦，只是重复自己的悲惨情绪，而反复回味容易加深这份不悦感。如果在每次诉说心情后，换个角度来重新检视事情始末，会有新的体会及认识，也就修正了原先的想法，才能"诉完苦，就不再苦"。

小贴士

诉苦时，请听听他人的建议，从不同的角度来思考问题。

自测：女性心理压力

现代女性要在工作、生活、家庭中扮演多种角色，有一部分女性觉得自己难以应付、身心俱疲，出现莫名的烦躁、郁闷等情绪。

你是否有心理压力？可以通过下面的方式来进行自测。

- ☐ 你常常感觉紧张和有压力吗？
- ☐ 你觉得自己不能控制生活中的重要事情吗？
- ☐ 如果发生了某些预料之外的事，你会感到心烦吗？
- ☐ 你不善于应付生活中有威胁性的争吵吗？
- ☐ 你觉得自己不能成功地应付生活中所发生的各种重要变化吗？
- ☐ 你不能控制生活中的所有烦恼吗？
- ☐ 你常常觉得事情不是按自己的意愿发展吗？
- ☐ 你发现自己不能应付生活中必须去做的所有事情吗？
- ☐ 你感觉自己积累了很多无法克服的困难吗？
- ☐ 你觉得自己所有方面都是失败的吗？
- ☐ 你没有信心把握自己的个人问题吗？
- ☐ 你会常常考虑自己必须完成的事情吗？

测试结果：

0~6分：你基本没有心理压力，生活中的许多事情你都能够应付，虽然有时也会有些烦恼，但这是正常的。

7~14分：你有轻度的心理压力，虽然常会体验到不必要的烦恼，但你基本能处理生活中的问题。你应该学会调节自己的心情。

14~19分：你已经在承受巨大的心理压力，生活中的许多问题都不能处理，你的紧张、不安等负面情绪已经影响到你的工作、生活和身心健康。你应该尽快改变这种情况。

☐ 你不能控制自己消磨时间的方式吗？

☐ 如果事情都是发生在自己所能控制的范围之外，你会因此而烦恼吗？

☐ 当别人责备你而使你感到压力很大时，你会沉默不语，一个人压抑情感吗？

☐ 如果刚买的鞋，穿了一天就裂口了，你会为此而气愤、痛苦地抱怨吗？

☐ 当由于某件小事而跟好朋友生气时，你会一个人生闷气，很想忘掉这件事可就是忘不掉吗？

☐ 如果你的一个很要好的朋友，因某些原因调离了这里，你会很难过，以至于不愿面对现实吗？

☐ 你会为了减少花费而不去参加朋友的生日会吗？

选择"是"得1分，选择"否"得0分。

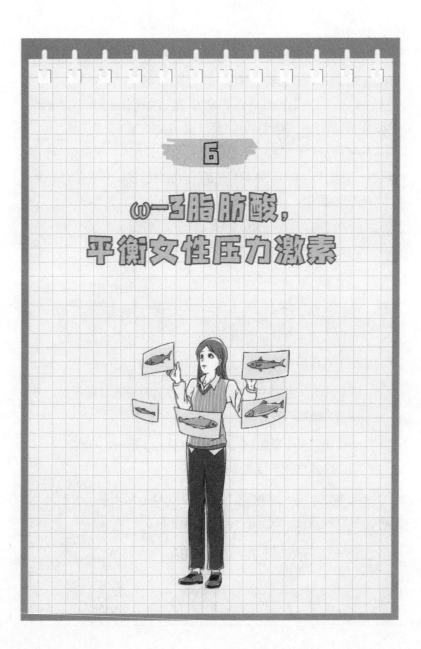

6

ω—3脂肪酸，
平衡女性压力激素

及时减压可保证体内激素分泌的平衡

当女性长期生活在压力状态下，体内的压力激素就会失衡，机体的生殖系统——卵巢便会自动放弃功能，进而导致体内的性激素，包括雌激素、孕激素、雄激素和脱氢表雄酮（DHEA）的含量下降。

于是，由压力导致的疲劳、血糖不稳、肌肉疲软、免疫系统功能减退、心血管疾病、骨质疏松等现象就出现了。

据研究表明，脾气暴躁、紧张、压力大的女性要衰老得更快。因此，女性一定要及时减压，以保证体内激素分泌的平衡。

ω-3脂肪酸可缓解压力

ω-3脂肪酸是压力激素的天敌。女性饮食中如果摄入丰富的ω-3脂肪酸，能有效地抑制肾上腺素的急速剧增，有预防心脏疾病之功效，可缓解压力。

而鲔鱼、鲑鱼、沙丁鱼、鳟鱼、鲭鱼等深海鱼类，含有大量的ω-3脂肪酸，可以维持身体血管与血液循环方面的健康。

小贴士

ω-3脂肪酸还具有消炎作用。

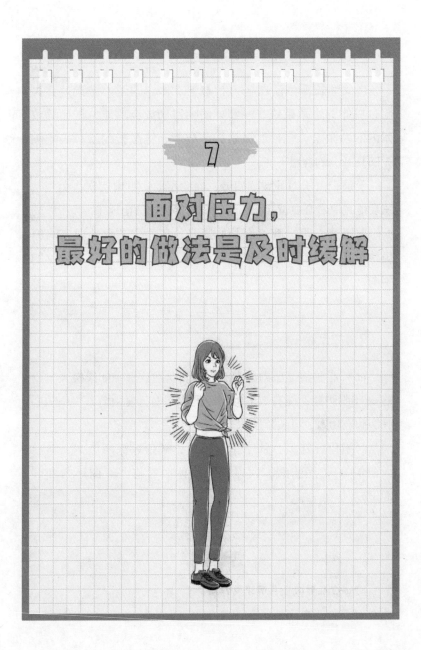

7

面对压力，
最好的做法是及时缓解

职业女性经常会面临工作压力

工作压力是职业女性常常会面临的，它的起源可能有很多种情况。比如工作环境差，工作任务多、难度大，工作所要求完成时间短，工作岗位变更等，都可能是引发工作压力的诱因。

如果职业女性经受不住工作压力，往往会产生强烈的失落感，继而衍生悲观、失望、没有信心，甚至愤世嫉俗的心态。在身体上也会有所表现：疲乏无力、头痛、头晕、食欲不振、血压上升等。

面对压力要及时缓解

适度的压力能够使人挑战自我、挖掘潜力、提高效率、激起创造性，但不良的压力，无论其来源是什么，都会给身处职场中的女性带来极为不利的影响。

面对工作压力，我们要做到不逃避，及时缓解。感觉自己已经被紧张的工作压得透不过气来的时候，最好立即把手头的工作暂停，轻松休息一下，缓解由于之前工作所造成的疲劳。经过短暂的休息后，再次投入到工作当中，相信会做得更好。

小贴士

学会放弃某些不切合实际的想法，也是一种自我调节。

自测：你的心理压力有多大

　　自我检查心理压力大小，可根据日本大学医学部公布的调查研究报告编制的一份诊断表来测试。

早上经常有起不来的倦怠感。

与人交际应酬变得无精打采。

经常患感冒，且不易治愈。

眼睛很容易疲劳。

时常有头晕眼花的情形发生。

经常喉痛。

有腹部发胀、疼痛的感觉，而且常下痢、便秘。

有胸痛情况发生。

手掌和腋下常出汗。

常有手脚发冷的情形。

突然出现呼吸困难的窒息感。

时有心悸现象。

有头重感或头脑不清醒的昏沉感。

有耳鸣的现象。

站立时有头晕的情形。

面对自己喜欢吃的东西，却毫无食欲。

背部和腰部经常疼痛。

有体重减轻的现象。

睡眠不好。

有鼻塞现象。

口腔内有破裂或溃烂情形发生。

舌头上出现白苔。

常觉得吃下的东西好像沉积在胃里。

肩部很容易僵硬酸痛。

疲劳感不易消除。

稍微做一点儿事就感到很疲劳。

不能集中精力专心做事。

在深夜突然醒来时不易继续再睡着。

睡眠时经常做梦。

稍有一点儿不顺心就会生气，且常有不安的情绪产生。

测试结果：

若出现了5项，属于轻微紧张型，只需多加留意，注意调适休息便可以恢复；

如有11项至20项，则属于严重紧张型，就有必要去看医生了；

倘若在21项以上，那么就会出现相应障碍的问题，这就需要引起特别的注意。

让自己更轻松的活法——
生气不超过3分钟

情绪应及时舒缓

按人生和心理规律，人的情绪，总是"苦"多于"乐"，不顺多于顺利。所有这些都会使人产生不一样的情绪，按中医所说，人有七情，即喜、怒、思、忧、悲、怨、惊七种情绪。应该说，有了情绪并不可怕，可怕的是回避。

其实，面对不良情绪应及时舒缓，否则会对身心造成极大伤害。

生气不超过3分钟

最新研究表明，一个人的精神如果遭受重大创伤或打击，即使心理调节能力较强，也要损命一年。如果恼怒时间超过半年，大约要缩短2～3年寿命。因此，养生专家提出了"生气不超过3分钟"的口号。

要让人人做到生气不超过3分钟，似乎不易。这里所提的生气不超过3分钟，其意是人们有了情绪后，要及时调节。对生的气，以一种平和心情去对待，尽快得以宣泄。如能看淡受挫和受他人之气，自己心情就不会变得很糟，即使生气，也会来得快去得也快。

小贴士

遇事不生气，是对自己的健康负责。

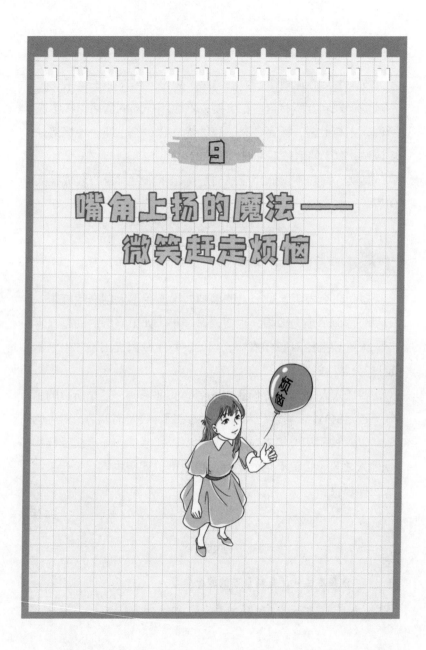

笑口常开有益健康

有研究证实，发自内心快乐的笑，能够刺激内分泌腺体分泌激素，并且可以使血流加速，细胞吞噬功能增强，抗体和干扰素增加。

此外，发自内心的笑与增强大脑功能有着密切的联系。它能使脑垂体释放出一种欢快物质，赶走烦恼，以减轻压力，振奋精神，调节神经系统功能，阻断疾病的恶性循环。

发自内心快乐的笑对于祛病抗衰老可以起到药物所起不到的作用。

笑也要适度有节

暴喜引起的过分大笑，是一种应激。大脑受到这种应激后，交感神经兴奋，会释放大量肾上腺素，使心率加快，血压升高，呼吸加速。如果超过了人的适应能力，就会造成人体内环境紊乱，特别是对那些患有心脑血管疾病或刚动过手术的人，以及怀孕妇女，则是一种严重的威胁，应当注意避免。

笑虽有益健康，却不能喜怒无常，要做到喜而有度，笑而不狂。

小贴士

经常微笑，能保持心情愉悦。

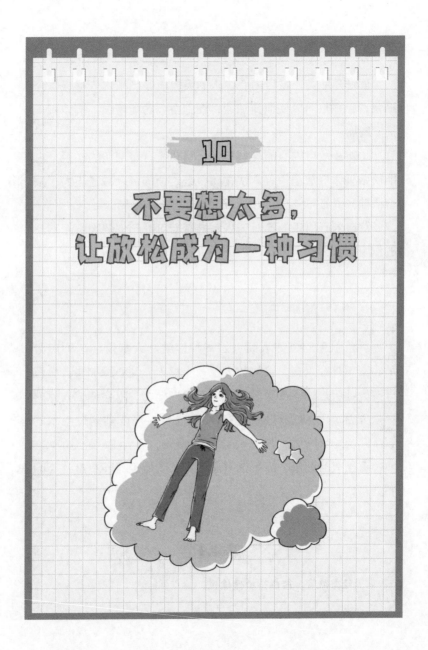

10

不要想太多，
让放松成为一种习惯

保持积极乐观的心态

在职场中，我们时常会感觉到疲惫，其实这并不是工作本身过于劳累。心理治疗专家大都认为，我们所感到的疲劳，多半是由心理、精神和情感因素所引起的。所以，不管遇到什么不愉快之事，都要勇敢面对现实，不要忧虑，要积极乐观地面对，并努力想办法解决。

据调查显示，不知如何抗拒忧虑的人寿命相对会短一些。所以，我们要随时控制自己的情绪，让自己处于快乐的状态之中，怡然自得地度过每一天。

学会放松自己的身体

放松首先从眼睛开始，当你感觉到疲惫时，轻轻闭上双眼，对眼睛默念"放松，放松，不要紧张，不要皱眉，放松，放松"。如此反复1～2分钟，再缓慢睁开双眼，就会感觉到自己比之前放松了不少。接着，再放松身体的其他部位，头、脖子、胳膊、背、腿、脚等。

总之，只要有累的感觉，就暂停手中的事情，给身体来一个短暂而愉快的放松。

小贴士

忙碌的工作之余，学会给自己的心灵放个假。

自测：你是否有抑郁征兆

　　抑郁症是所有精神科疾病中较为常见的精神疾病，自杀率约为10%～15%，第一次发作后的五年之内自杀率最高。因此，早期发现和早期诊治具有相当重大的意义。

　　对于抑郁症征兆，如果你尚未觉察，或有所怀疑，不妨采用美国权威的仲氏"抑郁自评量表（SDS）"进行自测。该表经过40年的使用和证实，其科学性和方便性都得到了各方面的肯定。请根据自己最近一周的感觉，做下面20道题，选择符合自己的程度——偶尔、少有、常有和持续，测试你是否已经出现了抑郁征兆，若出现一定要尽早干预和治疗。

1 感到情绪沮丧。

2 要哭或想哭。

3 夜间睡眠不好。

4 感觉体重减轻。

5 为便秘感到烦恼。

6 心跳比平时快。

7 无故感到疲劳。

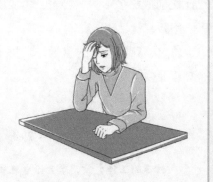

8 坐卧不安，难以保持平静。

9 比平时更容易被激怒。

10 觉得自己死了别人会过得更好。

11 仍旧喜爱自己平时喜爱的东西。

12 早晨心情最好。

13 吃饭像平时一样多。

14 性功能正常。

15 头脑像往常一样清楚。

16 做事像平时一样不觉得困难。

17 对未来满怀希望。

18 觉得决定什么事很容易。

19 感到自己有用和不可缺少。

20 生活很有意义。

1~11题，选择"偶尔"记1分，"少有"记2分，"常有"记3分，"持续"记4分。

12~20题，选择"偶尔"记4分，"少有"记3分，"常有"记2分，"持续"记1分。

抑郁严重度＝各条目累计分/80

测试结果：

0.5分以下者为无抑郁；0.5~0.59分为轻微至轻度抑郁；0.6~0.69分为中度至重度抑郁；0.7分以上为重度抑郁。

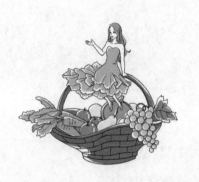

第 5 章

不疲劳的
工作调节

上班时你是不是常常感到腰酸背痛?

工作时你是不是总是眼睛疲劳?

让我们一起跟着本章内容,学会调节工作中的
疲劳吧!

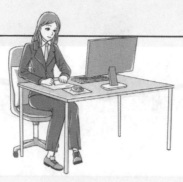

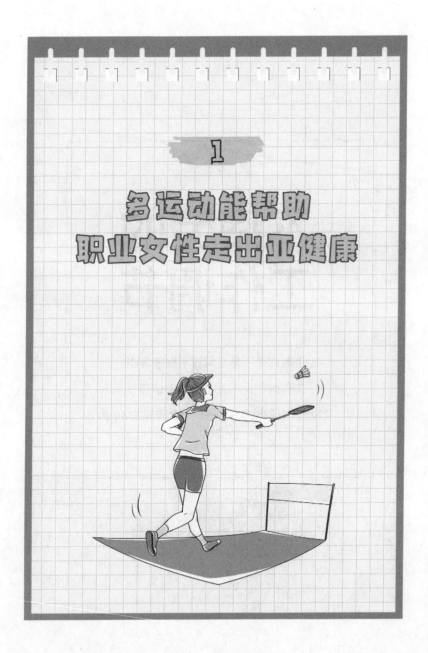

1

多运动能帮助
职业女性走出亚健康

越来越多女性处于亚健康状态

社会竞争越来越激烈，生活工作节奏不断加快，使得职业女性的压力越来越大，处于亚健康状态的人也越来越多。而亚健康的一个突出表现是骨密度偏低。造成这一症状的原因，一方面是女性少食和吃素，致使营养摄取不足；另一方面是因为她们长期坐在室内不运动，喜静懒动，因此皮肤无法吸收足够的阳光生成维生素D，从而影响了体内钙的吸收。

平时，女性朋友可以多做些慢跑、快走、打羽毛球、游泳、骑车、跳绳等低强度、长时间的有氧代谢项目。

亚健康女性上下班可以做的运动

女性走出亚健康，建议每天至少活动30分钟。许多女性觉得自己没有时间去做运动，因为没有时间去健身房。事实上，许多小运动可以在上下班时完成。比如说，采取公共交通方式上下班的女性，尽可能少坐一站车，多走一段路；不要像逛街似的慢步，而要快步走，让双腿充分地活动起来；如果不担心迟到，尽可能不要坐电梯；上楼的时候，一步连迈两个台阶，腿部使劲蹬，让身体向前冲。

小贴士

无论何种运动，长期坚持才会收获好的效果。

2
职业女性消除疲劳的方法

职业女性长期伏案危害大

有一些女性从事办公室工作，需要长期伏案，身体锻炼少，血流不畅，会导致多种疾病。一些办公地点，嘈杂繁乱，空气污浊，在这种环境中工作思考，常常会紧张焦虑，躁忧伤神，易导致失眠、高血压及心脑血管疾病。

这些女性长时间焦虑不安、精神紧张或过于劳心，极易疲惫，常会觉得头晕眼花、思维迟钝、记忆力减退、肩背酸痛、四肢无力。

恰当的方法可消除疲劳

长期伏案的女性，应适当锻炼肢体，做深呼吸、扩胸、下蹲、腰部左右侧屈、头部左右转动、眼睛左右侧视等运动，从上到下或从下到上，使全身都得到运动，以促进气血流动，舒筋活血，提高工作效率。工作之余，我们也可以微闭双目，心无杂念，全身各部位放松，伴着深呼吸运动，从头到脚，像温水蒸气浸润全身。这样做8～10次，可消除疲劳。

另外，增强头面按摩，有促进头面血液循环、解除焦虑、美容明目之功效。

小贴士

如果条件允许，尽量每天都进行一次短时间的午休。

办公室里简单易行的
健身方法——椅子操

有些上班族女性，一天 8 小时都在办公室内，午饭如果叫外卖则一整天都不出去，甚至很少起来活动。这样的环境很容易引起头昏、乏力、失眠、记忆力减退、动脉粥样硬化、高血压、冠心病、腹胀、便秘等疾病，加速身体衰老，因此办公室健身十分必要。

其实，女人只要常做以下几个"小动作"，就能在办公桌前轻松享受健身抗衰的效果。

1 提脚跟

用手抓住椅背，脚跟不断地提起再放下，这个小小的运动能够锻炼你的骨骼肌，对小腿的塑形也很有帮助。

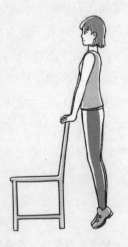

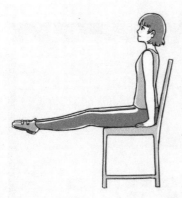

2　抬腿

握住椅子的把手或手按椅子，将双脚并拢，尽量平伸向上抬起，这样可以锻炼腹肌和大腿，让身材更加完美。通过对腹肌的锻炼，可以很好地保护腹部器官。

3　后踢腿

双手抓住椅背，单脚后踢，左右脚轮换，反复几十次，可以很好地锻炼腰部，避免腰椎疾病的困扰。

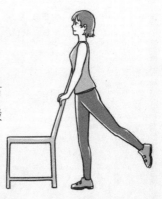

4　后弯腰

双手抓住椅背，身体挺直，脚跟抬起，仰头看天花板，保持望月似的动作，身体向后弯曲，保持10秒后再恢复站立姿势。重复几十次，对脊椎是很好的保健，对颈椎更能起到锻炼的作用。

3

甩手大步走，
轻松消除压力

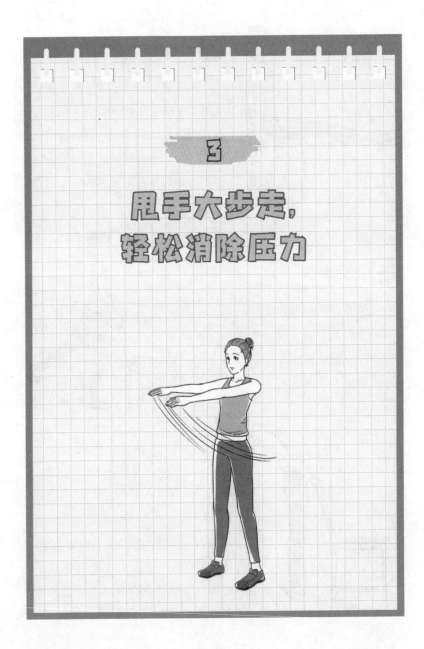

甩手大步走要做到定时

甩手大步走是最好的全身运动之一，在改善心脏和肺部功能的同时，还可以瘦腰、瘦背、瘦臀，让手臂变得完全没有赘肉。这也是许多没有时间专门去锻炼的女性的一个很好的运动选择。

大步走的要领非常容易掌握，但是必须要做到定时。只要能够准时做这项运动，身体就会形成记忆，一旦形成记忆就会产生调节，这个调节会使我们身体上的很多问题得到有效的改善和解决。

甩手运动也能起到消除压力的作用

我们除了每天定时甩手大步走以外，在工作中感到疲劳时，也可以暂时放下手上的事，做一次甩手运动。甩手运动也能起到消除压力、恢复体力的效果。

具体做法：将两脚分开，与肩同宽，左右肩放松，双手自然下垂，然后向前伸与肩同高，再用力向后甩去。刚开始甩20～50次即可，之后逐渐增加次数，一般每次能做到100～200次，就可以达到镇静、安神、稳定情绪的功效。

小贴士

甩手大步走一个星期最少要坚持练4天才有效。

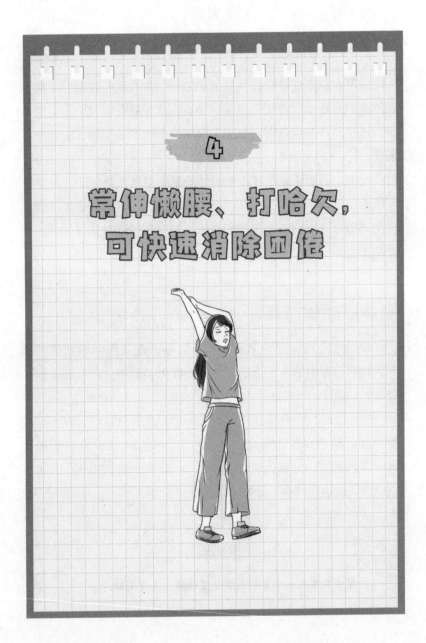

伸懒腰、打哈欠能促进新陈代谢

在办公室中，很多女性常常因为怕显露疲态而不好意思伸懒腰、打哈欠。长期如此，不但会影响血液循环，使人容易疲劳，还会使脑部的活动能力减退，使身体细胞呈现衰老的状态。

一个姿势坐久了，不妨起身伸伸懒腰，将头后仰，深深地打一个大哈欠。对于疲劳的女性来说，它可以促进血液循环，促进新陈代谢，对大脑中枢有消除困倦感的作用。

伸懒腰、打哈欠也是有方法的

伸懒腰、打哈欠最好的方法是起身站立（如果不方便站立，坐着也行），将双臂张开，最大限度地向外扩、向后伸展，将头后仰，身体笔直，让上半身的肌肉绷紧，张嘴长长地打一个大哈欠。

这样可以提高呼吸的深度，使更多的氧气进入人体的各部位，起到提神醒脑的作用，对于用脑过度或是工作疲劳的人来说是抗疲劳的好方法。

小贴士

伸懒腰能防止脊柱的胸段过度向后弯曲形成驼背。

5

久坐电脑前，
你需要一个靠垫

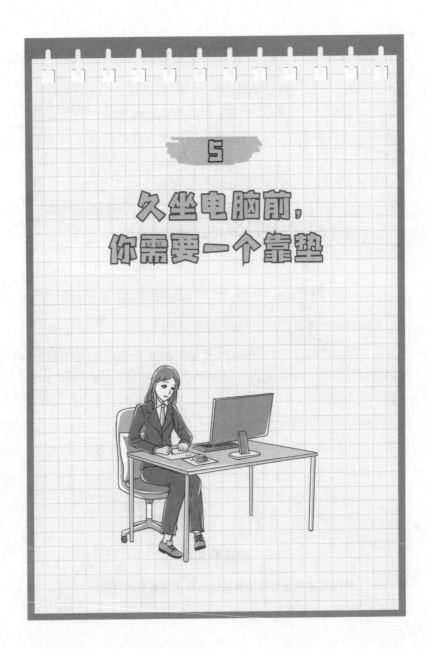

靠垫一定要放在腰部

如果你经常坐在电脑前工作，那么你可能有过这样的感觉，那就是腰酸背痛。如果我们放一个靠垫在腰部的话，就会缓解腰痛。这是因为正常人体的脊柱共有三个生理弯曲，因生理的需求它们并不生长在一条直线上，胸椎向后凸，颈椎和腰椎向前凸，从侧面看，脊椎犹如两个S的连接。

由于这个生理特点，腰、背不能置于同一平面。如果在腰部放上一个靠垫，可以使腰部得到有效的承托，维持腰椎的前屈生理，均衡腰椎、腰部肌肉的压力，减轻劳损，增加舒适度，预防和改善腰椎不适，对稳定脊柱有好处。

靠垫的厚度要合适

靠垫种类有很多种，我们该如何选择呢？靠垫不能太薄太软，这样起不到托起腰部的作用，也不要太厚太硬，太厚可能会造成腰椎的过度前屈，而太硬则会硌得人难受。

在挑选时可把靠垫试放在腰后，如果垫十分钟后仍然感觉很舒适，则这个厚度是适合的，如果感觉到腰背疲劳甚至疼痛，则说明这个靠垫不合适。另外，本身已患有腰椎间盘突出及腰椎管狭窄的人，更要注意靠垫的舒适性。

小贴士

坐45分钟后，应该站起来做一下伸展运动。

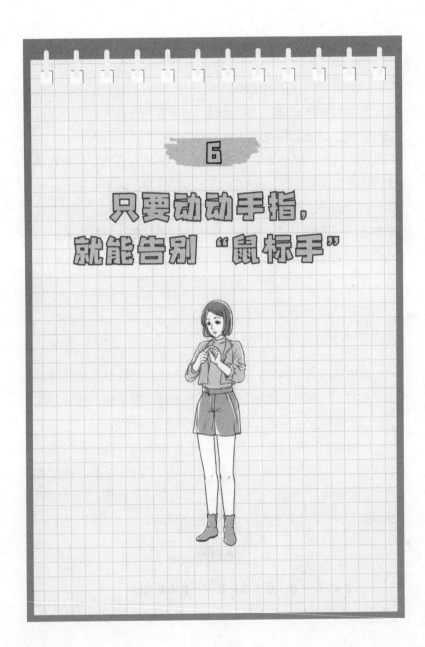

6

只要动动手指，
就能告别"鼠标手"

女性更容易患"鼠标手"

经常用电脑的人的手整天放在鼠标上，非常容易患"鼠标手"（医学上称为腕管综合征）。主要患病原因是长时间在键盘上打字或移动鼠标，手腕关节因长期、密集、反复和过度地活动，逐渐形成腕关节损伤。据最新资料显示，女性是腕管综合征的最大受害者。她们的发病概率大约是男性的4倍，好发年龄多在30～60岁。这是因为女性手部的腕管发育先天较男性细，腕部的所有神经更容易受到损伤。

动动手指就能告别"鼠标手"

其实，我们想要告别"鼠标手"，只要动动手指就能做到。我们可以尽全力吸气的同时用力握拳，吐气的同时快速依次按照从小指到大拇指的顺序伸开五指。两手各做10～15次，也可以同时进行，注意吐气时要用力。这个动作能够舒缓指关节僵硬的状态。

另外，我们还可以选取任意一侧的大拇指和食指对另一手的手指进行按揉，按照从大拇指到小指的顺序开始依次进行，保持呼吸平稳。这个动作有利于身心的放松，同时能够促进血液循环。

小贴士

双手上下摩擦，有利于促进血液循环。

7组小动作，
帮你甩开"鼠标手"

电脑整天"霸占"着人们的手，这使得"鼠标手"的人越来越多。以下是预防"鼠标手"的7组小动作，只要每天抽出几分钟，就能有效地预防"鼠标手"。

动作 1　用手表做辅助器械，按顺时针和逆时针转动手腕25次。
功效：缓解手腕肌肉酸痛的感觉。

动作 2　双手持球（如网球），或持手掌可握住的东西（如水果等），上下翻动手腕各20次。球的重量可依自己力量而定。
功效：增强手腕力量，锻炼肢体协调能力。

动作 3　舒展身体各部位时，也要用力展开双手的五指，每次20～30秒钟，做2～3次。
功效：增强关节抵抗力，促进血液循环。

动作 4 吸足气，用力握拳，用力吐气，同时急速依次伸开小指、无名指、中指、食指、大拇指。左右手各做 10 次。

功效：锻炼手部骨节，舒缓僵硬状态。

动作 5 用一只手的食指和大拇指揉捏另一只手的手指，从大拇指开始，每根手指各做 10 秒钟，平稳呼吸。

功效：促进血液循环，放松身心。

动作 6 手握带有负重的水瓶，首先手掌向上握水瓶，做从手臂自然下垂到向上抬起动作；然后是手掌向下握水瓶，做从下向上的运动。各 25 次。

功效：防治腕关节骨质增生，增强手腕力量。

动作 7 双掌合十，前后交替摩擦至微热。

功效：促进手部的血液循环。

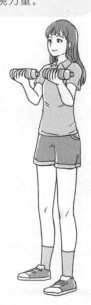

小贴士：

不要长时间持续使用电脑，每操作一段时间后，就应该休息 10 分钟左右，并甩动手指，对腕部、肩部进行按摩。

7

经常活动头颈部，可有效缓解颈椎病

颈椎病是白领女性常见的职业病

白领女性由于长期伏案写字，或者长期坐在电脑前打字，颈椎缺乏运动，长此以往，会损害到颈椎的健康。虽然颈椎病被划分为不同的类型，但根据调查统计，目前30~40岁的上班族颈椎病患者中，76%以上都是由于劳损导致的颈肌型颈椎病。此类颈椎病主要是由于工作中姿势性劳损、过度劳累，从而使得颈部软组织损伤、气血郁滞。

如果任由颈椎病的发生和发展，会导致其他系统的一些疾病，如动脉硬化、高血压、冠心病、头痛头晕等，严重影响人们的正常工作与身心健康。

办公室保健操预防颈椎病

办公室女性应在工作1~2小时左右时，有目的地让头颈部向前后左右活动数次，使得颈椎关节疲劳得到缓解。当长时间近距离看物，尤其是处于低头状态者，既影响颈椎，又易引起视力疲劳，甚至诱发屈光不正。所以每当工作1小时后，应抬头向远方眺望半分钟左右，看看绿色植物，适当运动头颈部。这样既可消除疲劳感，又有利于颈椎的保健。

小贴士

揉开颈部的筋节，可以缓解颈椎病的痛苦。

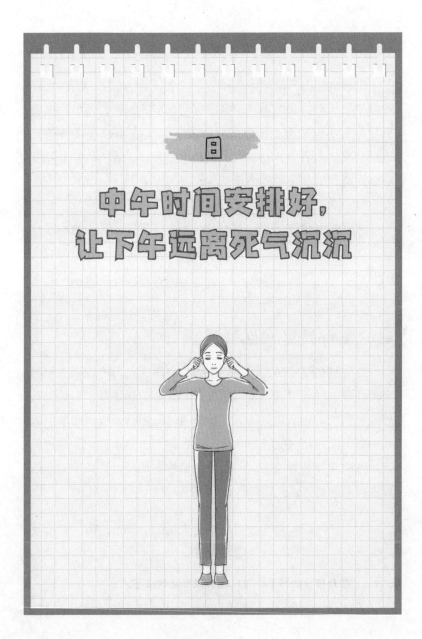

中午要适当地放松大脑

如果我们整个上午都在进行脑力劳动，那么中午的时候就应当适时地让大脑放松。我们可以用手指的指腹位置对头部进行从前到后的梳理，按压头部，有疼痛感的穴位可以适当地增加按摩的时间。这样能够缓解一上午紧绷的神经，解除大脑的紧张感。

中午洗脸能让你下午容光焕发

午餐过后是最容易觉得困倦的时候，然而时间短暂不足以午睡的时候，洗脸就成为一个不错的方法了。

一上午顶着妆容面对着电脑，感觉脸上油油的，这个时候给脸部来一个彻底的清洁，给皮肤一个透气的机会，也可以适时地给干燥的皮肤补充水分，使得下午能够容光焕发，心情舒畅。

如果在炎热的夏天，可以在手帕上浸些凉水，给皮肤一点点刺激，既美容保健又起到了振奋精神的作用。

小贴士

女性在午饭过后可站着闲聊一下，放松心情。

9

在办公室里就能做的伸展运动，迅速缓解疲劳

颈肩痛可做伸展运动

现在有许多女性，由于经常在办公室一坐就是一天，导致身体酸痛、颈肩僵硬。如果你有上述情况，可以给颈肩做一个伸展运动。身体坐直，保证脊椎在中间的位置保持挺直，慢慢抬起左手尽量向上方伸展，左手肘弯曲，轻轻拉住右耳朵，脖子向左伸展，深呼吸，保持这个姿势10～15秒，右手手臂自然下垂，肩向下沉。左右交替进行。这个姿势能够有效缓解颈部疼痛。

你也可以在颈部伸展动作的基础上，保持姿势，把头抬向斜上方45度角，深呼吸，保持姿势10～15秒，左右交替进行。这个姿势可以放松颈部肌肉，缓解肩颈的紧绷疼痛。

伸展运动可缓解久坐造成的腰痛

保持坐姿正确，收腹，收紧双臀，努力将两手手臂向上伸展，慢慢呼气的同时向任意一侧伸展身体，深呼吸，保持姿势10～15秒，然后向另一侧伸展，左右交替进行。这个姿势能够有效地对身体侧面进行拉伸训练，可以缓解腰痛和背部侧面的疼痛。

小贴士

保证坐姿正确，有利于缓解背部的疼痛。

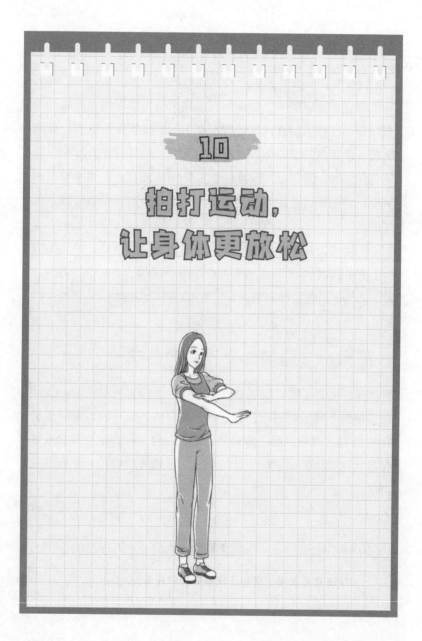

10

拍打运动，
让身体更放松

拍打运动是一种很好的按摩肌肉的方法

工作一段时间之后，我们可以做一下拍打运动，放松一下自己。拍打运动可以促进血液循环，提高新陈代谢，缓解局部肌肉的紧张，使肩、颈、肘、腕、指等关节得到适度的活动，有利于防止肌肉劳损、颈椎病、关节炎、肩周炎以及心血管疾病的发生。

拍打运动还可以调节大脑神经系统，使大脑神经系统兴奋与抑制趋于平衡，消除不良情绪及过度兴奋状态。

拍打运动方法简单易行

拍打运动非常简单易行，应根据不同部位施以不同的拍打方法。

如拍打头部，应该用左手拍打头部左侧，用右手拍打头部右侧，从头部前拍打至头部后，然后左右手掌分别拍打头部两侧；拍打上肢，应该用右手掌或右拳从上而下拍打左上肢的前后左右四个面，然后用左手掌或左拳采用同样方法拍打右上肢；拍打两肩，宜先用右手掌拍打左肩膀，再用左手掌拍打右肩膀。

小贴士

坐的时间长了，捶捶腰、拍拍腿可以缓解腰腿酸痛不适。

强健手腕操，缓解手疲劳

经常使用电脑的人，手部经常会出现不适感，下面的强健手腕操可以有效缓解手疲劳。

拍打双曲（曲池、曲泽）穴

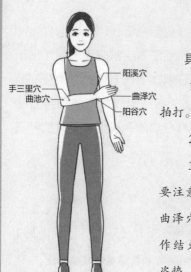

阳溪穴
手三里穴
曲池穴
曲泽穴
阳谷穴

具体动作：

1. 用右手掌对左侧的曲泽穴进行拍打。

2. 还原成为预备的姿势。

3. 动作3~4与动作1~2相同。不过要注意应该以左手掌对右侧的曲池穴、曲泽穴进行叩打，共进行四个八拍，动作结束后还原成为正坐或者是直立的姿势。

揉按手三里穴

具体动作:

1. 将左臂向前伸出,掌心朝下。

2. 掌心向上翻,翻完之后立即还原,用食指、中指的指尖用力对穴位进行点按。

3. 重复动作 2。

4. 还原成为预备的姿势。

5. 动作 5 ~ 8 与动作 1 ~ 4 相同,先进行两个八拍,再换左手对右手的手三里穴进行点按,接下来再进行两个八拍,总共进行四个八拍,动作结束后还原成为正坐或者是直立的姿势。

对掐双阳(阳谷、阳溪)穴

具体动作:

1. 将手腕向掌侧屈至最大限度,同时大拇指、食指或中指对掐阳谷穴、阳溪穴。

2. 还原成预备的姿势,用大拇指、食指或中指对掐穴位,不要放松。

3. 动作 3 ~ 4 与动作 1 ~ 2 相同,进行两个八拍,再换左手对掐右手上的阳谷穴、阳溪穴,再进行两个八拍,总共进行四个八拍,动作结束的时候还原成为正坐或者是直立的姿势。

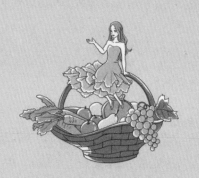

健康饮食黄金法则

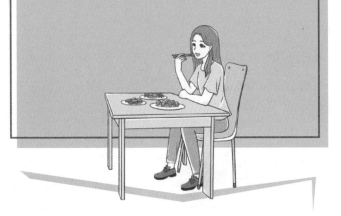

1. 制订饮食计划

每个月的月初称一下自己的体重，回顾一下自己上个月的饮食有无不妥之处，再根据季节的食物供应安排你下个月的食物种类、搭配的大体状况。

如果你体重指标异常，准备一本食物日记。建议写下你喜爱的食物清单，放弃那些你喜欢但不适宜的，加进你缺少的。如果你又穿不下去年的裤子，那就再在食物日记里稍微减少食物的量，坚持一星期，由此慢慢调整至你自己的目标体重。

2. 每天 6~8 杯水

水是生命之源，多数营养物质需要溶解在水中才能被吸收利用。

多饮水有防治心脑血管疾病、通利大便、美容的妙用。水喝少了可能会造成血液浓缩，使含氮废物无法排出，长此以往对身体不利。

切记养成"定时喝水"的好习惯，平均分配你这 6~8 杯水的喝水时间，不要等到渴了再喝。

3. 每天 1 杯奶

营养学界一直在呼吁"为全民健康加杯奶"。奶类除含丰富的优质蛋白质和维生素外，含钙量较高，且吸收率也很高，是天然钙质的极好来源。

我国居民膳食提供的钙普遍偏低，平均只达到推荐供应量（800毫克）的一半左右（380~400毫克）。我国婴幼儿患佝偻病的也较多，这和膳食钙不足可能有一定的联系。

大量的研究工作表明，给儿童、青少年补钙可以提高骨质密度，从而延缓其发生骨质疏松的年龄；给老年人补钙也可以降低骨折的发生率；而成年人从30岁开始就应注意从饮食中补充钙质。

4. 试试橄榄油

橄榄油中单不饱和脂肪酸的含量高达8%，还含有对心脑血管健康有益的角鲨烯、谷固醇、维生素A原和维生素E等成分。这使得橄榄油有很强的抗氧化、预防心脑血管疾病的能力。在大量进食橄榄油的一些地中海国家，心脑血管疾病的发病率远远低于其他国家。

此外，最新的研究表明，常食用橄榄油还可以预防钙质流失，预防胆结石、高血压，减少癌症发病率，以及降低胃酸、降低血糖等。

因此，橄榄油被誉为"绿色保健食用油"也是实至名归。

5. 多吃蔬菜、水果和薯类

蔬菜和水果是胡萝卜素、B族维生素、维生素C、矿物质（包括钙、磷、钾、镁、铁）、膳食纤维和天然抗氧化物的主要或重要来源。薯类含有丰富的淀粉、膳食纤维，以及多种维生素和矿物质。

我国居民近十年来吃薯类较少，应当鼓励多吃些薯类。进食较多的蔬菜、水果和薯类，对保护心血管健康、增强抗病能力、减少儿童发生眼病危险以及预防某些癌症等起着十分重要的作用。

6. 每天吃豆类或豆制品

豆类是我国的传统食品，含丰富的优质蛋白质、不饱和脂肪酸、钙及 B 族维生素等。

为提高农村人口的蛋白质摄入量，同时防止城市人口消费肉类食品过多带来的不利影响，应大力提倡豆类，特别是黄豆及其制品的生产和消费。

7. 经常吃适量鱼、禽、蛋和畜瘦肉，少吃肥肉和荤油

鱼、禽、蛋、畜瘦肉等动物性食物是优质蛋白质、脂溶性维生素和矿物质的良好来源。动物性蛋白质的氨基酸组成更适合人体需要，且赖氨酸含量较高，有利于补充植物性蛋白质中赖氨酸的不足。

此外，肉类中铁的利用较好，动物肝脏含维生素 A 极为丰富，还富含维生素 B_1、维生素 B_2 和叶酸等。但值得注意的是，肥肉和荤油为高能量和高脂肪食物，摄入过多往往引起肥胖，是某些慢性病的危险因素，应当少吃。

8. 食量与体力活动要平衡，保持适宜体重

进食量与体力活动是控制体重的两个主要因素。食物提供人体能量，体力活动消耗能量。如果进食量过多而活动量不足，多余的能量就会以体内脂肪的形式积存及增加体重，久而久之则引起肥胖。

反之，若食量不足而劳动或运动量过大，则可能由于能量不足引起消瘦，造成劳动能力下降。所以，人们需要保持食量与能量消耗之间的平衡。

9. 吃清淡少盐的膳食

吃清淡少盐的膳食有利于健康，即不要太油腻，不要太咸，不要吃过多的动物性食物和油炸、烟熏食物。

10. 吃清洁卫生、不变质的食物

在选购食物时应当选择外观好、没有污染、没有杂质、没有变味并符合卫生标准的食物，严把饮食卫生关，谨防"病从口入"。

进餐时也要注意卫生条件，包括进餐环境、餐具和供餐者的健康卫生状况。

集体用餐要提倡分餐制，减少疾病传染的机会。

11. 进食顺序有讲究

进食顺序颠倒大有害处，比较合适的进食顺序是：小碗汤—

蔬菜—主食—鱼虾类—畜禽肉，两餐之间再进食水果。这样有助于避免能量及动物油脂摄入过多。

一般家庭吃饭的顺序是这样的：饭菜一起上，在吃主食的同时，先吃鱼、肉等主菜，然后吃些蔬菜，最后喝汤、粥等。饭后，再吃些水果。特别是北方人，基本是鱼、畜肉加面食，再喝粥、汤等稀食。

在餐馆就餐，或是招待客人，在主打"节目"不变的情况下，一般是加一个序曲——先给孩子来点甜饮品，大人们则以各种酒类及鱼、畜禽肉为主，吃到基本饱和再吃主食和蔬菜，后面紧跟着的是汤，最后还要上甜点和水果……并且让吃声不绝于耳。南方人与北方人就餐的唯一不同是先喝汤。

这种约定俗成的进食顺序，其实是不健康、不营养的。所以，我们要尽可能地调整进食的顺序。

进食误区

1. 餐前先喝甜饮料
2. 先点凉菜、鱼、畜禽肉
3. 味道浓重吃着过瘾
4. 餐后喝碗咸味汤
5. 只吃菜不吃主食
6. 酥香小点心代主食